Samuel Cogan

Custos, Modelos de Remuneração e Precificação de Serviços Hospitalares

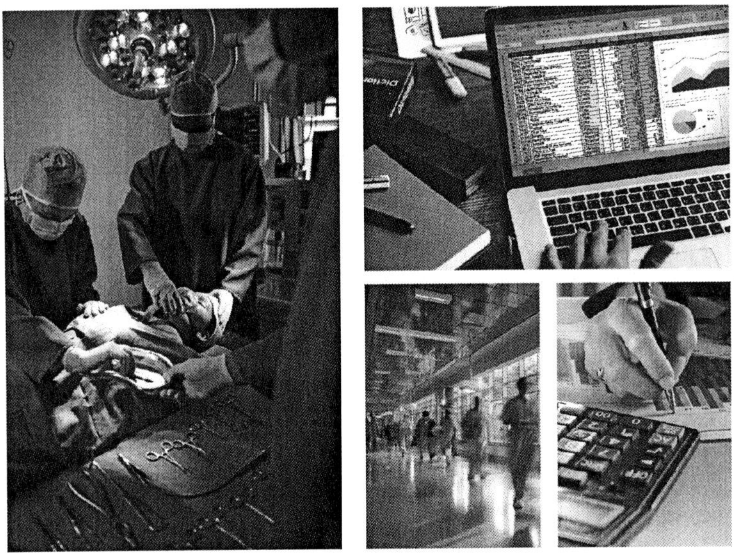

EDITORA CIÊNCIA MODERNA

Custos, Modelos de Remuneração e Precificação de Serviços Hospitalares

Editor: Paulo André P. Marques
Produção Editorial: Dilene Sandes Pessanha
Capa: Daniel Jara
Diagramação: Daniel Jara
Copidesque: Equipe Ciência Moderna

FICHA CATALOGRÁFICA

COGAN, Samuel.

Custos, Modelos de Remuneração e Precificação de Serviços Hospitalares

Rio de Janeiro: Editora Ciência Moderna Ltda., 2025.

1. Administração de serviços de saúde

I — Título

ISBN: 978-65-5842-463-5 CDD 353.6

Editora Ciência Moderna Ltda.
R. Alice Figueiredo, 46 – Riachuelo
Rio de Janeiro, RJ – Brasil CEP: 20.950-150
Tel: (21) 2201-6662/ Fax: (21) 2201-6896
E-MAIL: LCM@LCM.COM.BR
WWW.LCM.COM.BR

05/25

Introdução

O objetivo desse livro é o de apresentar as metodologias de custos que melhor se adequam às necessidades dos cuidados de saúde, dentro de um cenário complexo onde se insere a Saúde no Brasil e no Mundo. A remuneração dos serviços hospitalares e a precificação dos serviços, em consequência, são temas intimamente ligados à questão dos custos dos serviços, e, portanto, também discutidos nessa obra.

Os custos dos cuidados de saúde no Brasil e no mundo continuam aumentando. As explicações não são difíceis de encontrar. O envelhecimento das populações e o desenvolvimento de novos tratamentos estão por trás de algum aumento. Os incentivos perversos também contribuem: os pagadores terceiros (companhias de seguros e governos) reembolsam os procedimentos realizados em vez dos resultados alcançados, e os pacientes têm pouca responsabilidade pelo custo dos serviços de saúde que exigem. Mas poucos reconhecem a fonte mais fundamental de custos crescentes, que é o sistema pelo qual esses custos são medidos. Para dizer sem rodeios, há uma quase total falta de compreensão de quanto custa oferecer atendimento ao paciente, e muito menos como esses custos se comparam com os resultados alcançados. Em vez de se concentrar nos custos de tratamento de pacientes individuais com condições médicas específicas ao longo de seu ciclo completo de cuidados, os provedores agregam e analisam os custos no nível de especialidade ou departamento de serviço.

Cortes no reembolso do pagamento reduz a conta paga pelas seguradoras e reduz as receitas dos prestadores de serviços, que nada faz para reduzir os custos reais da prestação dos cuidados de saúde. Os prestadores compartilham essa confusão. Eles geralmente alocam seus custos para procedimentos, departamentos e serviços baseados não nos recursos reais utilizados para prestar cuidados, mas sobre o quanto eles são reembolsados. E o próprio reembolso é baseado em suposições arbitrárias e imprecisas sobre a intensidade do cuidado.

A má mensuração dos custos também levou a grandes subsídios cruzados entre os serviços. Os provedores são generosamente reembolsados por alguns serviços e incorrem em perdas em outros. Esses subsídios cruzados apresentam grandes distorções no fornecimento e eficiência dos cuidados.

Os capítulos do livro estão assim estruturados:

O primeiro capítulo discorre sobre os fatores que ressaltam a importância de conhecer, aprender, medir e gerenciar os custos no complexo mercado onde se insere os cuidados de saúde. Ressalta os custos crescentes, entre outros, pelo envelhecimento da população e surgimento de novas tecnologias/drogas. Kaplan e Porter (2011), entre as diversas metodologias de obtenção de custos conhecidas, ressalta, para a área de saúde, a metodologia de custos baseados em atividades e tempo (TDABC), como uma evolução do custeio baseado-em-atividades (ABC).

O segundo capítulo apresenta os termos e classificações utilizados em Custos e discorre sobre a contabilidade tradicional de custos e sua aplicação na área de cuidados de saúde. Mostra as distorções provocadas pelos rateios simplistas baseados em volume. Apresenta o método de alocação de custos de serviços das seções homogêneas como uma das mais utilizadas no mundo e no Brasil. Mostra como os métodos RCC e RVU, por serem mais simples, têm sido bastante utilizados para a determinação dos custos dos produtos intermediários da área de saúde, que precederam a utilização de técnicas contemporâneas mais precisas, como o custeio ABC e mais recentemente o TDABC. O capítulo apresenta, ainda, a análise custo-volume-lucro (CVL) que explora as relações entre custos, volumes ou níveis de atividade e lucro, levando a determinação do ponto de equilíbrio da instituição, onde os custos se igualam às receitas auferidas. Diversas aplicações práticas na área de saúde são apresentadas.

O terceiro capítulo mostra que o custeio ABC surgiu com a proposta de melhorar a questão dos rateios volumétricos distorcidos da contabilidade de custos tradicional. Introduziu o conceito de centro de acumulação de custos por atividades que se contrapõem aos centros de custos funcionais/verticais da contabilidade tradicional, e também os direcionadores de custos que distribuem os custos dos materiais para os centros de atividades. Busca uma melhor distribuição dos custos/despesas indiretas, quando comparado com a contabilidade tradicional, na tentativa de corrigir os produtos super e subcusteados. Assim, na área de Saúde sugere-se analisar o custo de atendimento de um paciente que veio para um procedimento de emergência, em um primeiro momento, e em seguida, com o conhecimento obtido, poder-se-á avançar para as próximas etapas, como o custeio da linha de serviço. Quatro aplicações práticas de custeio ABC na Saúde são apresentadas.

O quarto capítulo apresenta o Custeio Baseado em Atividades orientado ao Tempo (TDABC) que foi desenvolvido por Kaplan e Anderson em 2004 para melhorar a abordagem de baixo para cima e eliminar alguns dos problemas no modelo ABC. Apenas são necessários dois parâmetros para TDABC: (i) a taxa de custo de capacidade para o departamento, e (ii) o uso de capacidade (principalmente tempo gasto) por cada transação processada no departamento. Aplicações do TDABC são apresentadas através de seis exemplos práticos na área de Saúde.

O quinto capítulo descreve oito dos Modelos de Remuneração mais utilizados com contribuições de pesquisas realizadas por diversos autores/pesquisadores, onde pontos positivos e negativos são frisados. São eles: Fee-for-service, Diárias Hospitalares, Bundled Services (pacotes), Captation, Grupos de Diagnosis Related Group (DRG´s), Pagamento Por Desempenho (Pay For Performance – P4P), Orçamento Global, e Saúde Baseado em Valor. Apresenta-se, ainda, discussões com relação ao tema dos Modelos de Remuneração por parte das pesquisas de: Furlan (1999), Takahashi (2011), Bichuetti e Mere (2016), e da ANS (2019), com sugestões relevantes.

O sexto capítulo mostra que nem sempre as companhias podem precificar um produto com base no custo (custo mais lucro). Cada vez mais o preço é fixado pelo que o cliente deseja pagar (custo baseado em valor), estando subordinado, todavia, ao que o mercado estabelece, ou seja, o cliente deseja pagar o preço definido pelas leis do mercado desde que seja igual ou inferior ao preço baseado no valor criado. Na questão da saúde o modelo de Remuneração adotado pelo prestador e provedor se comporta como o valor definido pelo mercado. Isso, contudo, não exime que o prestador conheça o valor do custo com adequada precisão. O capítulo desenvolve estratégias gerais de precificação dos serviços hospitalares com a determinação do preço através dos custos plenos. Mostra também a aplicação da taxa de Markup na área de saúde. O texto, ainda, mostra que os preços na área hospitalar são determinados através de tabelas de preços. O preço assim obtido menos a margem de lucro desejada deveria, então, ser comparada com os custos obtidos com a melhor metodologia de custos existente.

Resumos, diversas questões para análise e discussão, e bibliografias específicas são propostas ao final de cada um dos seis capítulos, bem como um índice remissivo ao final do livro.

À minha esposa, Feiga,
minhas filhas, Doris e Simone,
e meus netos, Alan e Dan

E disse o Eterno a Abrão:

"Sai da tua terra, do teu local de nascimento e da casa de teu pai, para a terra que Eu te mostrarei. E farei de ti uma grande nação, e abençoar-te-ei, e engrandecerei teu nome, e serás uma benção. E abençoarei os que te abençoarem, e aqueles que te amaldiçoarem, amaldiçoarei; e serão benditas em ti todas as famílias da terra"

Sumário

Capítulo 1

A Importância da Sistemática de Custos em Cuidados de Saúde

O objetivo desse livro é o de apresentar as metodologias de custos que melhor se adequam às necessidades dos cuidados de saúde, dentro de um cenário complexo onde se insere a Saúde no Brasil e no Mundo. A remuneração dos serviços hospitalares e a precificação dos serviços, em consequência, são temas intimamente ligados à questão dos custos dos serviços, e, portanto, também discutidos nessa obra.

Curioso lembrar a ilustração feita por Young (2014) de que o mercado de cuidados de saúde não se assemelha com qualquer outro estudado nos livros de economia. Em nenhum outro mercado uma Pessoa A (um paciente) recebe serviços pedidos pela Pessoa B (um médico), que são prestados pela Pessoa C (um hospital, clínica ou especialista), pago pela Pessoa D (um segurador), e cuja receita vem da Pessoa E (um segurado). Mesmo quando o cenário é menos complexo, tais como, em um grupo prático de médicos, a Pessoa A tem pouco a dizer dos serviços pedidos pela Pessoa B, que muitas vezes são prestados pela Pessoa C (tais como, um serviço de laboratório ou unidade radiológica), e são pagos pela pessoa D, com receita vindo da Pessoa E.

Para um melhor entendimento das forças que atuam nesse cenário seguem as seguintes análises:

O estudo realizado pelo The Commonwealth Fund (www.commonwealthfund.org), segundo o Portal Saúde Business (acesso em 10 de agosto de 2017) aponta que nos Estados Unidos (EUA) os gastos em saúde representam 16,6% do PIB (Produto Interno Bruto). Outros países gastam menos do seu PIB nos cuidados de saúde, mas têm a mesma tendência crescente. A Agência IBGE Notícias (acesso em 10/10/2024) informa: Despesas com saúde em 2019 representam 9,6% do PIB. As explicações não são difíceis de encontrar. O envelhecimento das populações e o desenvolvimento de novos tratamentos estão por trás de algum aumento. Os incentivos perversos também contribuem: os pagadores terceiros (companhias de seguros e governos) reembolsam os procedimentos realizados em vez dos resultados alcançados, e os pacientes têm pouca responsabilidade pelo custo dos serviços de saúde que exigem. Mas poucos reconhecem a fonte mais fundamental de custos crescentes: o sistema pelo qual esses custos são medidos. Para dizer sem rodeios, há uma quase total falta de compreensão de quanto custa oferecer atendimento ao paciente, e muito menos como esses custos se comparam com os resultados alcançados. Em vez de se concentrar nos custos de tratamento de pacientes individuais com condições médicas específicas ao longo de seu ciclo completo de cuidados, os provedores agregam e analisam os custos no nível de especialidade ou departamento de serviço. Embora grande parte dos hospitais e instituições de saúde seja sem fins lucrativos, o custo ainda é imperativo para melhorar a eficiência do processo, gerenciar recursos, aumentar a satisfação do paciente e reduzir o custo do ciclo de cuidados. Melhorar o valor entregue aos pacientes deve ser o objetivo do sistema de prestação de cuidados de saúde. O valor é definido como o resultado dividido pelo custo (KAPLAN E PORTER 2011).

Piorando a situação, os participantes no sistema de saúde nem sequer concordam com o que eles entendem como custos. Quando os políticos e os formuladores de políticas falam sobre a redução de custos e dobrando a curva de custos, eles geralmente se referem ao quanto o governo ou as seguradoras pagam aos prestadores - não aos custos incorridos pelos prestadores para oferecer serviços de saúde. Cortes no reembolso do pagamento reduz a conta paga pelas seguradoras e reduz as receitas dos provedores, mas nada faz para reduzir os custos reais da prestação dos cuidados de saúde. Os provedores compartilham essa confusão. Eles geralmente alocam seus custos por procedimentos, departamentos e serviços baseados não nos recursos reais utilizados para prestar cuidados, mas sobre o quanto eles são reembolsados. E o próprio reembolso é baseado em suposições arbitrárias e imprecisas sobre a intensidade do cuidado. Pobres sistemas de redução de custos têm consequências desastrosas. É um axioma de gestão bem conhecido que o que não é medido não pode ser gerenciado ou melhorado. Uma vez que os prestadores de serviços mal entendem seus custos, eles não conseguem vincular as melhorias de custos para resultados do processo, impedindo-os de fazer reduções de custos sistêmicas e sustentáveis. Em vez disso, os provedores (e os pagadores) se voltam para ações simplistas, como cortes transversais em serviços dispendiosos, corte de pessoal. Mas, impondo limites de gastos arbitrários em componentes discretos de cuidados, ou em categorias específicas de despesas de itens de linha, atinge apenas economias marginais que muitas vezes levam a maiores custos de sistemas totais e resultados mais desfavorecidos. Por exemplo, como os pagadores introduzem elevados copagamentos para limitar o uso de medicamentos caros, os custos podem ultrapassar em outros lugares do sistema se a saúde geral dos pacientes se deteriorar e, posteriormente, requererem mais serviços (KAPLAN E PORTER 2011).

A má mensuração dos custos também levou a grandes subsídios cruzados entre os serviços. Os provedores são generosamente reembolsados por alguns serviços e incorrem em perdas em outros. Esses subsídios cruzados apresentam grandes distorções no fornecimento e eficiência dos cuidados. A incapacidade de mensurar adequadamente o custo e comparar o custo com os resultados é a raiz do problema de incentivo nos cuidados de saúde e retardou severamente a mudança para abordagens de reembolso mais efetivas. Finalmente, uma má medição de custo e resultados também significa que fornecedores eficazes e eficientes não recebem recompensas, enquanto que os ineficientes têm pouco incentivo para melhorar. De fato, as instituições podem ser penalizadas quando as melhorias feitas em tratamentos e processos reduzem a necessidade de serviços altamente reembolsáveis. Sem adequada medição, a dinâmica saudável da concorrência - em que os provedores de maior valor se expandem e prosperam vai por terra. Em vez disso, existe uma competição de soma zero em que os prestadores de cuidados de saúde destroem o valor, concentrando-se em serviços altamente reembolsáveis, transferindo custos para outras entidades ou buscando reduções de custos fragmentadas e ineficazes. As atuais iniciativas de reforma dos cuidados de saúde irão exacerbar a situação aumentando o acesso a um sistema ineficiente sem abordar o problema do valor fundamental: como oferecer resultados melhorados a um custo total mais baixo KAPLAN E PORTER 2011.

Felizmente, pode-se mudar esse estado de coisas. E o remédio não requer avanço de ciência médica ou regulação governamental de alto nível. Ele simplesmente exige uma nova maneira de medir com precisão os custos e compará-los com os resultados. Essa abordagem faz com que os pacientes e suas condições - não unidades, procedimentos ou serviços departamentais - sejam a unidade fundamental de análise para medir custos e resultados. Kaplan e Porter (2011) estavam se referindo à metodologia do custeio baseado em atividades e tempo (TDABC). Citaram, ainda, as experiências de várias grandes instituições que estavam implementando, até 2011, essa nova abordagem: o Centro de Cabeça e Pescoço no Centro de câncer MD Anderson em Houston; o Programa Lábio Leporino e Palato no Children's Hospital em Boston; e unidades que realizam substituições de joelho em Schön Klinik na Alemanha; e Brigham & Women's Hospital em Boston – confirmando, segundo os autores, a crença de que trazendo medidas precisas de custo e valor, as práticas na prestação de cuidados de saúde podem ter um impacto transformador.

Nos próximos anos, os sistemas de hospitais e saúde enfrentarão uma variedade de desafios financeiros, incluindo pressões relacionadas à economia, cuidados de saúde reforma e aumento da procura de cuidados. Abordando esses desafios exigirão, no mínimo, um entendimento dos custos associados à entrega de cuidados de saúde. Essas decisões exigem – mas muitas vezes, faltam boas análises das implicações de custos relevantes. Além disso, as entidades prestadoras precisam usar sistemas de medição e controle mais sofisticados do que a maioria agora tem. Ninguém em cuidados com a saúde está isento desses desafios. Com a idade da população crescendo, e as pessoas vivendo mais, elas irão requerer maiores quantidades de serviços de saúde, mormente no tratamento de condições crônicas. Além disso, as pessoas nascidas após o final da II Grande Guerra Mundial (entre 1945-1955) atingiram uma idade que demandam mais serviços. O inevitável é que os custos dos cuidados de saúde nos países industrializados não são melhor gerenciados, existe uma crise fiscal: ou os dispêndios irão disparar, ou as pessoas terão negados o direito dos cuidados de saúde. Isso não precisaria acontecer desde que as decisões políticas, gerenciais e médicas estudem e aprendam como determinar com precisão seus custos e como gerenciá-los. Isso também requer que as organizações de saúde desenvolvam uma habilidade de gerenciar ao invés de simplesmente medir seus custos (YOUNG, 2014).

Quatro forças estão afetando os custos dos cuidados de saúde: mudanças demográficas, padrões de morbidades, necessidades especiais dos mais idosos, e a estrutura incomum do mercado de saúde.

- O impacto das mudanças demográficas no Medicare[1] Fundo fiduciário no caso dos Estados Unidos e sobre saúde nacional. Cuidados orçamentais em outros países industrializados.
- Os padrões típicos de gastos para os idosos (sessenta anos de idade e mais velhos)
- Os padrões de morbidade na população, que se refere ao estado de doença dentro de uma população. Contrasta com mortalidade, que é o termo usado para mortes em uma população.
- A natureza complexa do mercado de cuidados de saúde.

1 Medicare é um programa de seguro federal nos Estados Unidos que paga os custos dos cuidados de saúde para indivíduos com sessenta e cinco anos e mais. Relevante, ainda, a reforma do sistema de saúde americano: o Affordable Care Act (ACA) ou "Obamacare".

Coletivamente, as três primeiras forças criam fortes pressões sobre custos de cuidados de saúde e a quarta limitará a capacidade de mecanismos de mercado para controlar os aumentos de custos. Combinado, essas forças representam um desastroso desafio (YOUNG, 2014).

Vecina e Malik (2007), na mesma direção, citam alguns componentes do que denominaram de cenário da saúde no Brasil e no mundo - elementos com impacto sobre o hospital:

Demografia – essa variável aparece em todos os cenários propostos, tendo o envelhecimento como uma das características centrais desde o último terço do século XX. A população de 65 anos e mais demanda até quatro vezes mais internações que a média da população.

Perfil epidemiológico – elemento presente em todos os cenários, com consequências previsíveis. Desde o final do século XX, se está observando a redução da mortalidade por moléstias infectocontagiosas (a velha agenda), o aumento da mortalidade ocasionada pelas doenças crônico-degenerativas e causas externas (a nova agenda – as chamadas DANT – doenças e agravos não transmissíveis), o reaparecimento de enfermidades que faziam parte da agenda antiga (como a dengue, a tuberculose e a cólera, denominadas re-emergentes) e o surgimento da novíssima agenda, representada por enfermidades infectocontagiosas emergentes (AIDS, hantaviroses, doença espongiforme humana, além de bactérias ultra-resistentes a antibióticos). Esse novo perfil de morbidade e mortalidade, associado à potencializacão de outros elementos, deságua em maior utilização de ações e serviços de saúde e em demanda por serviços cada vez mais complexos.

Recursos humanos – O aparecimento e o reconhecimento de diversos novos profissionais na área da saúde a partir dos anos 1950 (psicólogos, biólogos, fisioterapeutas, nutricionistas, terapeutas ocupacionais, fonoaudiólogos, biomédicos, técnicos de diversas áreas) criaram um campo de batalha para redividir o cuidado com os pacientes.

Tecnologia – observa-se, a partir do início do século XX, com mais clareza depois da sua segunda metade, uma busca contínua por novas drogas, equipamentos e soluções.

Custo – os preços do setor de saúde crescem mais que os da economia em geral, talvez por causa da demanda crescente, frente a uma oferta que não consegue acompanhar o crescimento; e da pressão pelo uso da tecnologia, para amortizar o investimento realizado.

Papel do cidadão – movimentos recentes no mundo criaram uma nova consciência nos cidadãos de diferentes países.

Legislação – existe uma discussão em todo o mundo sobre o tamanho mais adequado para o estado e sua capacidade de intervir sobre a sociedade e suas práticas.

Equidade – é um componente muito debatido, em discussões baseadas mais em opiniões que em conhecimento, pois a noção da equidade como princípio do sistema de saúde brasileiro resulta do alto grau de exclusão social vigente.

Fracionamento do cuidado – este componente reflete o corporativismo no âmbito dos serviços de saúde e o privilégio dado aos hospitais nas políticas sociais e de saúde.

Oferta de leitos – os problemas de planejamento urbano influenciam a disponibilidade de leitos (VECINA E MALIK, 2007).

Dallora (2007), por outro lado, faz as seguintes considerações:

A economia da saúde assume, cada vez mais, papel relevante em todo mundo. A limitação dos recursos utilizados na prestação da atenção médica e a demanda crescente das necessidades de saúde justificam estudos e práticas nessa área. A elevação dos gastos e custos com a assistência médica é uma tendência explicada por fatores como aumento e envelhecimento populacional, complexidade tecnológica, modificação do perfil epidemiológico com o surgimento de novas doenças e aumento da incidência de moléstias crônico-degenerativas e do trauma, extensão da cobertura, papel reduzido do mercado e aumento do grau de consciência de cidadania com a população cada vez mais exigente em relação a seus direitos (OPAS, 2004; MÉDICI, 1994).

Também, merece destaque o processo gerencial tradicionalmente adotado que carece de informações de custos e de uma mentalidade de otimização das atividades, privilegiando a defesa da quantidade de recursos, sem, contudo, considerar a busca pela eficiência (MÉDICI, 1996).

Em meio a um cenário mais competitivo, as organizações de saúde passam a ter necessidade de instrumentos de gestão econômica, sem os quais não conseguirão sua viabilização, para não dizer manutenção e sobrevivência (MATOS, 2002).

A avaliação econômica da saúde assume um papel de destaque, exigindo dos gestores o enfrentamento de novos desafios na busca contínua da eficiência e eficácia das atividades, compatibilizando qualidade à utilização racional dos recursos. No entanto, se não existe uma cultura de medir custos e resultados o discurso da eficiência é vazio (MÉDICI, 1997).

Novamente, no sistema de saúde há confusão entre o que um prestador cobra por serviços de atendimento ao paciente, o que ele é reembolsado pelos serviços prestados, e o que custa a esse prestador de serviços para realizar os serviços de atendimento ao paciente. Além disso, o custo do paciente é diferente desses três números: valor cobrado, reembolso e custo para o prestador de serviços. A maioria dos sistemas de contabilidade de custos em hospitais é projetada por um sistema de reembolso. Em vez de mensurar o custo de quanto um recurso (tempo do prestador, custo para manter um escritório, suprimentos, etc.) é utilizada durante a prestação de serviços de atendimento ao paciente, a estimativa atual do custo é alocada com base em quanto é reembolsado; mas, a maioria das taxas de reembolso não está associada à intensidade do recurso de um serviço. Isso distorce o sistema, os hospitais e os grupos de médicos se concentram em itens altamente reembolsáveis, ao invés de ter uma boa compreensão de quanto custa a realização dos diversos cuidados ao paciente. Sem conhecer os custos verdadeiros (custos realmente associados às atividades relacionadas aos serviços prestados aos pacientes) é difícil melhorar a eficiência do processo e, fundamentalmente, fazer uma redução sustentável dos custos (HUANG, 2016).

Melhorar o valor entregue aos pacientes deve ser o objetivo do sistema de prestação de cuidados de saúde. O valor definido como o resultado dividido pelo custo, e a técnica do TDABC (Time Driven ABC – Custeio Baseado em Atividades Orientado ao Tempo), essa como uma evolução do custeio ABC (Activity- Based Costing - Custeio Baseado em Atividades), aparenta ser a tendência a ser usada para calcular o custo, em especial na área de Saúde. A estimativa do verdadeiro valor do custo, para a prestação de serviços envolvendo cuidados de saúde é um processo complexo e complicado. Do ponto de vista de um pagador, o custo é o preço contratual que tem de ser pago ao prestador dos serviços de atendimento ao paciente. Do ponto de vista de um paciente, o custo é o de copagamento que ele faz, eventualmente, para pagar ao prestador de serviços com base em seu plano de seguro. Do ponto de vista de um prestador de serviços, custo é o que é pago por unidade de tempo pelos diversos recursos utilizados na prestação de serviços de atendimento ao paciente (como o tempo de um médico ou o tempo de uma enfermeira, entre outros).

A presente obra permite intuir e ressaltar, a relevância de se utilizar metodologia precisa de determinação dos custos. Já que os preços são determinados através de tabelas de preços, e a margem de lucro é aquele percentual do preço mínimo, com o qual o empreendedor está interessado em se manter e a investir no negócio.

Preço/Remuneração menos margem desejada é então comparada com os custos obtidos com a melhor metodologia de custos existente. Preocupados com a precisão na determinação dos custos o Hospital e demais instituições de cuidados de saúde estarão, assim, em condições de seguir trajetória saudável em seus negócios ao poderem garantir uma margem de lucro esperada.

Sumário

O capítulo discorre sobre os fatores que ressaltam a importância de conhecer, aprender, medir e gerenciar os custos no complexo mercado onde se insere os cuidados de saúde. Ressalta os custos crescentes, entre outros, pelo envelhecimento da população e surgimento de novas tecnologias/drogas. Kaplan e Porter (2011), entre as diversas metodologias de obtenção de custos conhecidas, ressalta, para a área de saúde, a metodologia de custos baseados em atividades e tempo (TDABC), como uma evolução do custeio baseado-em-atividades (ABC).

Questões para Análise e Discussão

1. Comente por que os gastos com cuidados de saúde vêm crescendo em todo o mundo?
2. Os provedores geralmente alocam seus custos para procedimentos, departamentos e serviços baseados não nos recursos reais utilizados para prestar cuidados, mas sobre o quanto eles são reembolsados? Comente.
3. Comente por que os provedores são generosamente reembolsados por alguns serviços e incorrem em perdas em outros.
4. Cite alguns componentes que impactam o cenário dos hospitais no Brasil.

Referências Bibliográficas

DALLORA, M. E. L. V. Gerenciamento de custos de material de consumo em um hospital de ensino. 2007. 103 f. Dissertação (Mestrado em Medicina) – Curso de Pós-Graduação em Medicina, Faculdade de Medicina de Ribeirão Preto da Universidade de São Paulo, Ribeirão Preto, 2007.

HUANG, Y. T. Evaluation and Recommendation of Implementing Time-Driven Activity-Based Costing in Healthcare. Tese de Doutorado. Ann Arbor USA. 2016.

KAPLAN, R. S.; PORTER, M. E. The big idea: How to solve the cost crisis in health care. *Harvard Business Review,* 89 (9), 46-52, 2011.

MATOS, A. J. Gestão de Custos Hospitalares. São Paulo: Editora STS, 280p., 2002.

MÉDICI, A.C. Economia e Financiamento do setor saúde no Brasil: balanços e perspectivas do processo de descentralização. São Paulo: Faculdade de Saúde Pública/USP, Ad Saúde, 1994.

OPAS. ORGANIZAÇÃO PAN-AMERICANA DE SAÚDE. A transformação da gestão de hospitais na América Latina e Caribe. Brasília: OPAS/OMS, 398p., 2004.

VECINA, G. N.; A. M. MALIK. Tendências na assistência hospitalar, 2007. Disponível em http://www.scielo.br/scielo.php?script=sci_arttext&pid=S1413-81232007000400002. Acesso em 02/01/2018.

YOUNG, D. W. *Management Accounting in Healthcare Organizations*. Jossey Bass A Wiley Brand, 3rd Edition, 2014.

Capítulo 2

Contabilidade Tradicional de Custos na Saúde

2.1 Considerações Gerais sobre Custos

2.1.1 Termos e Classificações utilizadas em Custos

Importante mencionar que para a determinação de custos na área de saúde faz-se conveniente uma retrospectiva dos termos e classificações utilizadas em custos, conceitos esses que estão presentes na composição dos custos de qualquer atividade de negócios.

Assim, cita-se que Garrison (2001) afirma que a contabilidade gerencial é um inestimável conjunto de ferramentas que auxiliam a gerência no cumprimento de suas atribuições, que compreendem o planejamento, a direção/motivação e o controle. Como está diretamente associada às necessidades dos gerentes e não às do público externo, ela é diferente da contabilidade financeira. A contabilidade gerencial está voltada para o futuro, dá menos importância à precisão, enfatiza os segmentos da organização, não é limitada pelos princípios contábeis geralmente aceitos, e nem é obrigatória.

A classificação dos custos em variáveis ou fixos depende de se alterar ou permanecer o mesmo em relação ao nível de atividade ou negócio. Assim, enquanto que os custos variáveis se alteram diretamente com o volume dos serviços executados, os custos fixos permanecem constantes, independente do volume produzido. O custo do aluguel de uma instalação é considerado fixo, pois ele ocorrerá independentemente da quantidade de serviços aí realizados.

Custos diretos são os custos identificados facilmente a um serviço. Custos indiretos, por outro lado, representam os demais custos que não podem ser facilmente associados a um produto ou serviço. No que se referem aos produtos/serviços, usualmente o material direto (componente tangível) e a mão de obra direta - MOD (a parcela correspondente às horas utilizadas na execução tangível do serviço) são considerados diretos, enquanto os demais custos são classificados como indiretos. Alguns custos indiretos se aplicados a somente um serviço específico são alocados diretamente aos mesmos como se diretos fossem. Por outro lado, a mão de obra direta representando uma obrigação a ser prestada mensalmente pela empresa, por força de legislações trabalhistas de muitos países, é por alguns autores, tratada como indireta. Então, na verdade, a parcela de mão de obra aplicada diretamente na execução do serviço é a que deveria ser considerada como um custo direto, enquanto que a parte remanescente teria o tratamento de custo indireto.

O sistema de custeio por ordem de produção se aplica a empresas que produzem produtos individuais ou lotes de produtos sob encomendas, como é o caso, entre outros, de hospitais. Nessas empresas, uma ordem de produção é um produto individual/lote para o qual a companhia precisa de informações de custos. A apropriação dos custos dos materiais diretos e da mão de obra direta é feita respectivamente, pelos formulários de requisição de materiais e pelas folhas de controle de tempo. Os custos indiretos da operação são apropriados às ordens através da utilização de uma taxa predeterminada de custo indireto, fixada antes do início do período, pela divisão do custo indireto total estimado no período, pela quantidade estimada do critério de alocação a ser consumido no período. Os critérios de alocação são, normalmente, horas de máquina, horas de mão de obra direta, valores de mão de obra direta. Como essas taxas são estimadas, após a apuração da taxa real torna-se necessário o procedimento de ajustes para mais ou para menos, dependendo do caso. Quando os itens/serviços que compõem a ordem de produção são terminados/entregues, a empresa pode comparar o custo da ordem de produção com a receita gerada e obter a medida correspondente do lucro bruto.

O sistema de custeio por processo se aplica a empresas que produzem grandes quantidades de itens idênticos, de forma seriada, como fabricantes de bebidas, de produtos químicos, montadoras de automóveis, etc. – não sendo o caso das instituições de cuidados de saúde. O custeio por processo difere de o custeio por ordem de produção pelo fato dos custos serem acumulados por departamento ao invés de serem através de ordem de produção, e de o relatório de produção substituir a folha de registro de custos.

Por outro lado, quando se pensa em critérios de alocação de custos, o custeio variável e o custeio por absorção surgem como os métodos alternativos de custeio. No custeio variável somente os custos que variam com o processo que está sendo realizado são considerados custos do produto/serviço. Incluem materiais diretos, mão de obra direta e custo indireto variável. O custo indireto fixo é tratado como custo do período e deduzido das receitas à medida que ocorrem, assim como as despesas de vendas, despesas gerais e despesas administrativas. O custeio por absorção, por seu turno, considera o custo indireto fixo como um custo do produto, juntamente com os demais: materiais diretos, mão de obra direta e custo indireto variável. Em termos práticos o custeio variável não pode ser utilizado externamente, para fins de relatório financeiro ou de imposto de renda. Podem, contudo, serem utilizados internamente para fins gerenciais.

A contabilidade tradicional por absorção ao esbarrar com a problemática do custeio das despesas indiretas o faz de uma forma simplista que é o rateio, função de um único fator volumétrico que melhor poderia correlacionar o comportamento das despesas indiretas com os respectivos produtos. Assim o fator utilizado no rateio tanto poderia ser o valor da mão de obra, ou o material direto, ou as horas gastas para a confecção do produto/serviço.

2.1.2 Custo-Padrão

Atkinson (2000) informa que os sistemas de contabilidade de custo são necessários, frequentemente, não apenas para medir os custos reais incorridos pela empresa no período passado, mas, também, para projetar ou estimar como serão os custos no futuro. Os custos-padrão são, pois, parâmetros baseados em referências (padrões) projetados para definir:

1. a quantidade de recursos da atividade que devem ser consumidos por produto ou outra unidade de produção.
2. o preço desses recursos. É possível estimar custos para diferentes níveis de produção e atividades com base em padrões estabelecidos para quantidades e preços.

A maior parte das empresas que utilizam alguma forma de custo-padrão o aplica para comparar com o custo real, na determinação das variações entre eles. Os custos-padrão são usados para:

1. Estimar os custos dos produtos - Isso é feito através da utilização de padrões para materiais diretos, de mão de obra direta e de recursos de apoio requeridos pelos produtos. Isso dá à empresa, as condições para a fixação do preço de venda para os pedidos dos clientes e de poder avaliar a lucratividade do produto.
2. Orçar custos e despesas - Algumas empresas usam as estimativas de custo

para planejar os gastos para o próximo período.

3. Controlar custos em relação aos padrões - Os custos-padrão são comparados com os custos reais na expectativa de que esses últimos se aproximem deles. As diferenças entre os custos-padrão e reais são tratadas como variâncias de custo, que podem ser causadas por variações de quantidade e de preço. A variação total de mão de obra pode ser dividida em variação de preço e de eficiência. A variação total dos custos indiretos de fabricação pode ser dividida em variação de volume e variação de custos indiretos controláveis. Uma vez que a investigação das variações é dispendiosa, os gerentes normalmente só investigam variações excepcionais. Estas são representadas pelas variações significativas em valor absoluto ou em percentual, em relação ao custo real ou ao custo-padrão.

Os custos-padrão são determinados de várias maneiras. A quantidade padrão de materiais pode ser obtida através de estudos de engenharia. As listas de preços dos fornecedores podem ser usadas para determinar o preço-padrão dos materiais. Estudos de tempos e movimentos podem ser usados para determinar a quantidade-padrão de horas de mão de obra.

A maioria dos especialistas recomenda padrões que representam procedimentos operacionais eficientes e tangíveis. Garrison (2001) faz o seguinte questionamento e análise: Devem os padrões serem sempre alcançáveis? Apenas de vez em quando? Ou devem ser tão apertados que na verdade, se transformam em um sonho impossível? As opiniões dos gerentes variam, mas os padrões tendem a recair em uma de duas categorias – padrões ideais ou padrões práticos.

Padrões ideais, segundo Garrison (2001), são aqueles que só podem ser alcançados dentro das melhores circunstâncias. Não admitem falhas do equipamento ou outras interrupções no trabalho, além de exigir nível de empenho que somente podem ser atingidos pelos empregados mais qualificados e eficientes, trabalhando com empenho máximo todo o tempo. Poucas empresas utilizam padrões ideais. A maioria dos gerentes acredita que padrões ideais tendem a desestimular os empregados, mesmo os mais aplicados.

Os padrões práticos são definidos como aqueles que são apertados, mas factíveis de serem alcançados. Eles consideram o tempo de paralisação normal dos equipamentos e períodos de descanso dos empregados, e podem ser alcançados mediante um empenho razoável, embora altamente eficiente, considerando-se um trabalhador médio. As variações em relação a um padrão são muito úteis para a administração, visto que representam desvios das condições normais de operação e sinalizam a necessidade de atenção.

2.1.3 Alocação de Custos dos Departamentos de Serviços

Os sistemas de contabilidade de custos atribuem despesas operacionais a produtos através de um procedimento constituído de dois estágios. Primeiro, as despesas são atribuídas aos departamentos produtivos e então, num segundo estágio, as despesas dos departamentos produtivos são atribuídas aos produtos/serviços.

Objeto de custo é tudo aquilo para o qual se deseja a medição isolada de custos. Os sistemas de custeio das organizações possuem múltiplos objetos de custo (departamentos, produtos, serviços e clientes), significando que muitos custos são alocados e realocados diversas vezes, antes de se tornarem custos indiretos de um determinado objeto de custo. Centro de custo é um agrupamento de acumulação de itens individuais de custo usualmente representado por seções ou departamentos.

Inicialmente são feitas identificações individuais dos custos dos departamentos produtivos e os de serviços, seguida pela alocação dos custos dos departamentos de serviços aos departamentos produtivos, através de uma base de alocação.

São três os métodos de alocação de custos dos departamentos de serviços para os departamentos de produção: alocação direta, alocação de distribuição passo a passo (sequencial), e alocação recíproca.

O método de alocação direta é aquele que faz alocação ignorando as interdependências entre os departamentos de serviços. O método de alocação passo a passo reconhece as interdependências entre os departamentos de serviços e aloca os custos de um departamento de serviços a outro, de cada vez, em ordem sequencial. O método de alocação recíproca determina a alocação simultaneamente, dos custos dos departamentos de serviços, reconhecendo a reciprocidade entre pares de departamentos de serviços.

Entre os problemas observados nas alocações de custos, na prática, citam-se o fato de que os custos alocados podem não ser controláveis pelo gerente que recebe a alocação; das alocações poderem ser arbitrárias; das alocações dos custos fixos parecerem variáveis; das alocações poderem ser feitas usando poucos centros de custo; das alocações poderem ser feitas usando apenas bases de alocação relacionadas ao volume.

Os custos variáveis devem ser alocados de acordo com as atividades que provocam sua ocorrência. Os custos fixos devem ser alocados por meio de quantias gerais predeterminadas, de acordo com as necessidades do período de pico ou com a necessidade média de longo prazo dos departamentos usuários. Devem-se sempre alocar os custos orçados, e não os custos reais, para evitar a transferência de qualquer ineficiência entre os departamentos.

As alocações de segundo estágio requerem a identificação de direcionadores de custos apropriados para cada departamento de produção, e a atribuição dos custos dos departamentos de produção aos serviços e aos produtos, enquanto eles são executados nesses departamentos.

2.2 Considerações Gerais de Custos em Cuidados de Saúde

2.2.1 Definição dos Centros de Custos Hospitalares

Os centros de custos, em um hospital típico, por exemplo, podem ser definidos a partir de dados obtidos junto à contabilidade do plano de contas, levantamento preliminar de todas as áreas de atuação do hospital e reunião com todos os chefes de setores e departamentos, em:

- <u>Centros Produtivos</u> – São os que trabalham produzindo receita para o hospital.
- <u>Centros Auxiliares</u> – São os que trabalham diretamente para os centros produtivos, mas não geram receita direta.
- <u>Centros de Apoio</u> – São os representados pelos centros administrativos.

Os custos relativos aos Departamentos de apoio serão rateados para os departamentos produtivos e improdutivos. Esse rateio é a distribuição de 1º grau.

Posteriormente, os custos dos Departamentos Auxiliares e a parte que absorveram dos de Apoio serão rateados para os Departamentos Produtivos, afim de que todos os custos diretos e indiretos estejam alocados em Departamentos que geram receitas. É a distribuição de 2º grau. Obtém-se dessa forma um Custo por Absorção.

Após terem sido todos os custos alocados aos Departamentos Produtivos, levantam-se o <u>passo a passo</u> de cada atividade desses Departamentos para que se possa calcular o custo de cada procedimento, pois, usualmente o pagamento dos seguros saúde ao Hospital é feito por procedimentos ou pacotes.

Cada procedimento engloba uma série de atividades e medicamentos preestabelecidos e toda e qualquer atividade ou medicamento extra é cobrado adicionalmente. Assim, nas planilhas de cálculo de custos dos procedimentos, os medicamentos que são cobrados em separado, estão expurgados do custo de materiais.

Só são considerados as atividades de rotinas e medicamentos inerentes a cada procedimento.

Na área de cuidados de saúde os métodos usuais de cálculo de custos incluem custos tradicionais baseados em volume: despesas de recursos alocadas por direcionadores baseados em volume como o método das seções homogêneas, o método da Unidade de Valor Relativo-(RVU - Relative Value Unit), a Relação Custo-Receita (RCC - Ratio-of-Costs-to-Charges).

Valor Relativo (RVU - Relative Value Unit) são estabelecidas com base na intensidade de um serviço, levando em consideração a quantidade de recursos consumidos e o tempo gasto durante a prestação do serviço. Usando esse método, a utilização dos recursos é considerada e expressa no padrão de pacotes RVU. Os serviços individuais são então descritos como o número de RVU`s consumidos em cada serviço. Esse método aloca maiores custos indiretos para serviços com RVU`s mais elevados, o que pode não refletir o verdadeiro custo (WEST e BALAS, 1996).

A Relação Custo-Receita-RCC (Ratio-of-Costs-to-Charges) é outro método comum de cálculo de custos e será desenvolvido no próximo parágrafo.

Conforme já explicitado, anteriormente, o custeio tradicional classifica os custos em diretos e indiretos. Os diretos incluem custos diretamente aplicados aos cuidados ao paciente, tais como, sala de operação, teste de laboratório, procedimento de diagnóstico, etc. Os custos indiretos, como recursos humanos, finanças, etc. são alocados através de direcionadores de custos baseados em volume (custeio tradicional), como dias de pacientes e apenas um direcionador de custo é usado (UDPA, 1996). Esse método aloca maiores custos indiretos para os serviços de maior volume, o que pode não refletir o verdadeiro custo. Os custos hospitalares devem ser classificados de maneira que se possa reconhecer sua relação com materiais e serviços utilizados. Essa relação é chamada de classificação natural, e é composta por: procedimentos médicos, com pacientes, com o período em que se aplicam, com departamentos e com planejamento e controle, entre outros. O processo de classificar os custos hospitalares começa com o agrupamento dos gastos de acordo com os elementos: salários, materiais, serviços, depreciação, impostos, etc. Em um hospital, o custo total corresponde à soma de todos os gastos, incluindo os custos da produção médica e as despesas administrativas, financeiras, tributárias, comerciais e de pessoal (MARTINS, 2000).

2.2.2 A Problemática do Custeio Tradicional

Segundo Young (2007) por várias décadas, os hospitais, nos Estados Unidos, vêm usando dois métodos para calcular os custos de seus produtos intermediários (tais como, testes laboratoriais e procedimentos radiológicos): a Relação Custo-Receita (RCC - Ratio-of-Costs-to-Charges), e o método da Unidade de Valor Relativo (RVU - Relative Value Unit). Assim como ocorre com os rateios do custeio por absorção típicos da contabilidade tradicional, ambos esses métodos conduzem a resultados distorcidos, e os dirigentes que os utilizam no afã de obter o custo total de seus produtos intermediários estão cometendo erros que podem levar suas empresas a sérias consequências econômicas. Ao utilizarem um desses métodos durante as negociações com as empresas pagadoras quando se trata de pagamentos de "DRG´s"[1], ou "fees for service"[2], podem acabar propondo preços que são muito altos que pode inviabilizar a obtenção do contrato. Ou, talvez pior, o hospital pode suspender a negociação se os custos previstos da prestação do serviço exceder a receita correspondente.

O método RCC estima o custo de uma intervenção aplicando a relação custo-receita da intervenção (custos indiretos divididos pela receita total) às receitas produzidas. O método RCC encoraja a busca de tipos de intervenções com alto valor de reembolso e favorece estratégias de otimização das receitas que resultam de decisões de mix de tratamentos. Esse método é popular nas organizações de saúde dos EUA por seu modo simples de calcular, por sua aceitação pelas normas do sistema Medicare[3], e por sua familiaridade para os administradores financeiros. O método RVU, por seu turno, estabelece medidas-padrão da intensidade dos tratamentos baseados na complexidade das atividades, no montante dos recursos aplicados e no tempo despendido em um tratamento. O método de custeio RVU procura romper com as limitações admitidas no método RCC, no qual, os custos indiretos constituem um grande grupo e os recursos são consumidos na mesma proporção das receitas. O método RVU possui três vantagens: reconhece

1 Diagnosis Related Groups (DRG´s) – um sistema de classificação de pacientes de acordo com o tipo de doença. Foi desenvolvido por pesquisadores da Universidade de Yale e atualmente contém mais de 500 categorias de doenças ou grupos, mutuamente exclusivos e exaustivos. O sistema prospectivo de pagamento da Medicare (USA) é baseado no DRG (Ernst & Whinney, 1983).

2 Sistema de remuneração item a item no hospital que ocorre com base em uma tabela composta de diárias, taxas de sala, procedimentos de enfermagem, taxas de uso de equipamentos, gasoterapia, exames, tratamentos, materiais de consumo, medicamentos utilizados durante o atendimento ao paciente internado, além dos honorários médicos.

3 Sistema público de reembolso utilizado nos EUA.

os recursos que são usados na execução das intervenções, usa os procedimentos em vez do desembolso financeiro como base para determinar os custos, e permite administrar os custos de aquisição de recursos (LIMA e LIMA, 1998).

2.2.2.1. Método das seções homogêneas

O método das seções homogêneas, teve sua origem na Europa, no início do século XX, e é um dos mais utilizados no Brasil e no mundo. Esse método é composto de três etapas. Primeiro divide-se a empresa em centros de custos, em seguida os centros de custos que são os responsáveis pelas atividades de caráter geral/comum do hospital (administração, departamento pessoal, diretoria, contabilidade, faturamento, almoxarifado e compras, etc.), e os centros de custos intermediários que correspondem às atividades complementares/de apoio da unidade hospitalar (farmácia, lavanderia e rouparia, central de esterilização, higiene e limpeza, recepção, governança etc.), repassam seus custos entre eles e para os centros de custos finais (centro cirúrgico, unidade de internação, ambulatório, tomografia, radiologia e pronto-socorro, dentre outros). Isto é, através do rateio sequencial ou gradativo cada centro de custos transfere seu custo total a todos os centros de custos que tenham prestado serviços, ou seja, àqueles que sucedem no plano hierarquizado de centros de custo (efeito cascata). Por fim, na terceira etapa, os custos são alocados dos centros finais aos produtos (ABBAS E LEONCINE, 2012).

Baseado em Young (2007) e Cogan (2022) apresenta-se a seguir um exemplo de um relatório de custo total consolidado para um hospital, conforme mostrado na Figura 1, que pode ser útil para ilustrar as distorções associadas a cada uma dessas abordagens.

A partir dos Centros produtivos, o departamento de radiologia (custos diretos de RS3.500.000,00, com custos do centro de serviços alocados de R$ 1.376.642,00 e custos totais de R$4.876.642,00) conduz a uma ampla variedade de procedimentos: raios-X do tórax, raios-X dos membros, tomografias, ressonância magnética, entre outros. Cada procedimento requer algum tempo do técnico, e alguns procedimentos requerem suprimentos, como um meio de contraste. Esses são todos os custos diretos do departamento e estão contidos no valor de R$3.500.000,00. Eles também são custos diretos dos procedimentos. Ou seja, é relativamente fácil usar cálculo de tempos para determinar a parcela do custo que caberia a cada determinado procedimento que resulte do tempo do técnico, filmes, mídia de contraste e outros suprimentos. Mas e com relação ao supervisor no departamento que não trabalha nos procedimentos? Ou o pessoal de agendamento do departamento? Ou qualquer outra pessoa do departamento que não trabalha diretamente em procedimentos? Esses são todos os custos do departamento de radiologia - eles podem ser inequivocamente associados ao departamento, mas são indiretos em relação a um determinado procedimento. E, no entanto, se desejar conhecer o custo total de um procedimento específico, dever-se-á encontrar uma maneira de adicionar uma parte desses custos ao procedimento específico. E, em seguida, existem os R$1.376.642,00 nos custos do centro de serviço que foram alocados ao departamento durante o estágio 1. Eles são indiretos em relação ao departamento e a qualquer procedimento, mas também deve-se encontrar uma maneira de anexar uma parcela desses custos a cada procedimento.

Os centros de custos de serviços são alocados aos centros produtivos. Assim, o centro de serviço Depreciação de prédio (R$2.400.000,00) é rateado aos demais centros de serviços e centros produtivos, sendo o direcionador (que é o critério para o correspondente rateio), o metro quadrado. Em seguida, o centro de serviço Manutenção de prédio (R$1.900.000,00 + R$210.000,00, esta última, a parcela de rateio do centro anterior, acarretando um total de R$2,110.000,00) é rateado aos demais centros de serviços e centros produtivos, sendo o direcionador, horas. Em seguida, o centro de serviço Serviços de limpeza (R$600.000,00 + R$190.000,00 + R$119.110,00, essas duas últimas parcelas dos rateios dos centros de serviço anteriores, acarretando um total de R$909.110,00) é rateado aos demais centros de serviços e produtivos, sendo o direcionador, metro quadrado. Finalmente o centro de serviço Administração & Geral (R$2.600.000,00 + R$312.000,00 + R$316.500,00 + R$134.710,00, essas três últimas, parcelas dos rateios dos centros de serviço anteriores, acarretando um total de R$3.363.210,00) é rateado aos centros produtivos, sendo o direcionador, salário em R$ (YOUNG, 2007).

Após essas alocações obtêm-se os custos de cada centro produtivo sendo ainda necessário alocá-los pelos diversos tipos de produtos (procedimentos) de cada centro produtivo. Historicamente, é aí que os RCC`s e RVU`s são utilizados e, infelizmente, seu uso levou a imprecisões.

	Custos Diretos	Custos Alocados	Custos a serem Alocados	Depre-ciação (Metro Quadrado)	Manu-tenção (Horas)	Limpeza (Metro Quadrado)	Adminis-tração (Salário R$)	Custo Total
				Alocações				
	1	2=4+5+6+7	3=1+2	4	5	6	7	8=1+2
Centros de Serviços								
Depreciação de prédio	R$ 2.400.000	0	R$ 2.400.000					
Manutenção de prédio	1.900.000	210.000	2.110.000	210.000				
Serviços de limpeza	600.000	309.110	909.110	190.000	119.110			
Admin & Geral	2.600.000	763.210	3.363.210	312.000	316.500	134.710		
Centros produtivos								
Radiologia	3.500.000	1.376.642		280.000	295.400	128.600	672.642	4.876.642
Laboratório	4.000.000	1.577.628		320.000	345.090	139.000	773.538	5.577.628
Unidade de diálise	2.500.000	847.860		100.000	232.100	44.910	470.850	3.347.860
Cuidados para internados	14.000.000	1.919.446		700.000	316.500	331.200	571.746	15.919.446
Departamento ambulatorial	4.500.000	1.778.424		288.000	485.300	130.690	874.434	6.278.424
Custo total	36.000.000			2.400.000	2.110.000	909.110	3.363.210	36.000.000

Valores em Reais — **Figura 1. Relatório de Custo Consolidado para o Hospital.** — Fonte: Young (2007)

2.2.2.2 RCC e RVU

Em vez de desenvolver um sistema ABC ou TDABC para custear os produtos, no entanto, muitos desses hospitais basearam-se em RCC`s ou RVU`s, ambas as técnicas mais simples de apuração, como um meio para calcular o custo total de seus produtos intermediários.

Taxas cobradas pelo hospital

Quando se trata de cobrança feita por um hospital pode-se fazer uma analogia com um hotel. O hotel tem uma lista de preços com a qual cobra pelo quarto, serviço de internet, comidas e bebidas. Um hospital também possui uma lista mestre de preços, que inclui procedimentos médicos, testes de laboratório, suprimentos, medicamentos, etc. Um hospital cobra por cada item usado por um paciente juntamente com seus encargos associados (encargos faturados) em todas as reivindicações submetidas a uma companhia de seguros ou paciente. As cobranças por cada item são as mesmas para cada pagador, portanto, há consistência. Na maioria dos hospitais, as cobranças faturadas cobrem apenas as taxas do hospital;

eles não cobrem as taxas profissionais. Por exemplo, se o paciente for atendido no Departamento de Emergência por um médico que faz parte de um serviço terceirizado, ele receberá uma conta separada por aquele. Se o paciente precisa de alguma cirurgia, também receberá uma fatura do cirurgião e do anestesista (WILLIAMS E SAINE, 2015).

Valores permitidos e ajustes contratuais (exemplos nos USA)

Embora o hospital cobre para cada item ou serviço não significa que ele receba o valor total. De fato, as cobranças faturadas pelo hospital raramente equivalem ao valor reportado na lista mestre. Na maioria das situações, o montante que os hospitais realmente recebem no pagamento é inferior ao preço que aparece na cobrança encaminhada. As organizações de seguros de saúde (pagadores) negociam descontos que são denominados de ajustes contratuais. O tamanho do desconto e a forma como é determinado varia de acordo com o pagador. Observe-se os três exemplos que se segue:

Medicare é um pagador principal para a maioria dos hospitais dos Estados Unidos. Medicare é um programa federal gerido pelo governo (nos USA) que define a taxa de pagamento para cada serviço que eles pagam, e os hospitais devem concordar com esses níveis de pagamento para participar do programa. Essa é uma condição de participação. Um hospital pode enviar uma fatura por encargos de US$18,000 para um procedimento específico, mas se o Medicare determinou que o nível de pagamento é de US$10,000 , é tudo que será pago. No caso, se o hospital apresentar um pedido de Medicare por US$ 18,000, e o Medicare só pagar US$ 10,000, os restantes US$ 8,000 são considerados o ajuste contratual (WILLIAMS E SAINE, 2015).

Seguradora Comercial normalmente negocia descontos da lista mestre e não é incomum para cada seguradora ter um desconto diferente. Por exemplo, um hospital e uma seguradora podem celebrar um contrato no qual a seguradora concorda em pagar 75% dos encargos faturados. Nesse caso, uma reclamação com encargos totais de US$ 18,000 da lista metre para um procedimento específico resultaria em uma provisão contratual de US$4,500 e um valor pago ao hospital de US$13,500. Outra seguradora poderia ter um contrato com 60% dos encargos cobrados pela mesma reivindicação/ procedimento de US$18,000. Nesse caso, o subsídio contratual seria de US$7,200 e o hospital receberia um montante pago de US$10,800.

Uma vez que os pagamentos não segurados não têm ajustes contratuais, geralmente eles têm um preço muito maior para atendimento hospitalar do que os pacientes com Medicare ou uma seguradora comercial. O pagamento efetivo que um hospital recebe é conhecido como o valor permitido. Esse é o reembolso máximo que o plano de seguro de saúde pagará ao hospital por um serviço prestado a um paciente em um hospital, com base no contrato da seguradora com o hospital.

Custos Hospitalares

Os custos do hospital variam de acordo com o quanto eles devem gastar para fornecer cuidados ao paciente, em oposição ao quanto um paciente ou seguradora deve gastar para receber cuidados. O hospital ganha um superávit quando eles recebem montantes maiores do que seus custos. Ocorre uma perda quando acontece o contrário.

Relação Custo-Receita e sua relevância (RCC)

Conforme observado anteriormente, os recebimentos totais não refletem o pagamento recebido pelo hospital e eles não refletem o custo real do hospital no fornecimento de cuidados ao paciente. Em vez disso, os hospitais geralmente comparam suas taxas totais com seu custo usando a relação custo-receita (RCC).

Relação Custo-Receita é a relação entre as despesas do hospital e o que cobram. Quanto mais perto a relação custo-receita é de 1, menor será a diferença entre os custos reais incorridos e as receitas do hospital. A multiplicação do índice de custo-receita pela receita do procedimento dará uma estimativa dos custos do referido procedimento. A Relação Custo-Receita pode ser usada para estimar o custo de alguns procedimentos específicos ou para comparar os custos hospitalares entre diferentes instalações na mesma área local ou em outras áreas do país (WILLIAMS E SAINE, 2015).

O exemplo que segue compara o custo de dois hospitais que oferecem procedimentos de artroplastias de joelho. Ambos estão localizados dentro da mesma cidade. Com base nas taxas médias por procedimento, o Hospital B parece mais caro para esses procedimentos de joelho. A Relação Custo-Receita menor do Hospital B, no entanto, significa que ele realizou cada um dos procedimentos a um custo médio estimado inferior ao do Hospital A. Mediante isso, o consumidor poderia ficar confuso. É exatamente por isso que a transparência dos preços é necessária. As seguradoras precisam saber quanto vai custar-lhes um determinado procedimento, e os consumidores precisam saber quais serão seus custos de desembolso para esses e outros procedimentos comuns (WILLIAMS E SAINE, 2015).

	Hospital A	Hospital B
Artroplastias de joelho de Joelhos Por Mês	20	10
Receita Total	$800,000	$500,000
Receita Média Por Procedimento	$ 40,000	$ 50,000
Taxa de Custo-Receita do Hospital	50%	35%
Custo Estimado Por Procedimento	$ 20,000	$ 17,500

Fonte: Williams e Saine (2015)

O método RCC é o mais comumente usado. Isso ocorre porque é fácil de implementar, manter e compreender. Sob RCC, o valor da receita ou o nível da linha de serviço é a medida pela qual os custos são divulgados. Normalmente, quando os modelos de custo são iniciados, todas as receitas dos departamentos de produção podem ser configurados rapidamente com o RCC.

Hospitais que usam o método RCC deveriam, eventualmente, se esforçarem para implementar o método RVU. O método RVU pode ser configurado para simular a abordagem de Custeio Padrão. Os métodos RVU e RCC são semelhantes, pois ambos os métodos empregam pesos para determinar a alocação adequada. O que diferencia os RVU`s é que outras medidas, que não o valor da relação custo-receita, podem ser utilizadas para determinar o consumo dos recursos. O processo RVU é mais complexo do que o método RCC e requer mais manutenção. No entanto, produz estimativas de custos mais confiáveis e previsíveis. Devido ao tedioso processo de realização de estudos de custos RVU, para cada item de receita, é prática comum aplicar a regra híbrida ou dos 80/20. Isso significa que as RVU`s só são desenvolvidas para os itens de cobrança que compõem 80% da receita total do paciente para um determinado departamento. Os restantes 20% das receitas usam o método RCC (ORACLE CORPORATION, 2011).

Vantagens e Desvantagens do Custeio Baseado em RCC e RVU

Conforme comentado o método RCC é muito utilizado devido ao nível de conforto com base na experiência que muitos gerentes financeiros têm com o reembolso e o uso do método nos relatórios de custos. Além disso, o método RCC é relativamente fácil de implementar para um contador não financeiro. Um simples cálculo do fator do custo a cobrar pelo departamento no Excel ou em um banco de dados será suficiente. Essa taxa de custo pode ser facilmente aplicada aos procedimentos e aos pacientes dos dados da contabilidade do paciente que também podem ser armazenados no Excel.

Embora o RCC tenha essas vantagens, também possui desvantagens significativas. Por um lado, o método RCC assume que o reembolso se correlaciona diretamente com o consumo de recursos. Uma majoração no Markup[4] da lista mestre de preços pode tornar o método RCC obsoleto. Além disso, o método RCC não obriga os contadores de custos e os gerentes de departamento a analisar seus próprios dados para identificar os direcionadores de custos e medir o verdadeiro consumo de recursos. Por outro lado, o método RVU fornece uma medida mais precisa do consumo de recursos. Isso ocorre porque os custos da linha de serviço serão determinados pelos níveis de acuidade clínica, e não pelas taxas de reembolso. Um benefício do método RVU é que ele pode ser tão simples ou complexo quanto precisa ser. O desenvolvimento de RVU sofisticado pode ser realizado para determinar os valores de RVU, como minutos de enfermagem para um serviço, número e tipo de filmes necessários para testes de radiologia, e custo real com base no valor do código nacional de drogas de um suprimento farmacêutico. O principal obstáculo do custo de RVU é que isso implica o desenvolvimento do RVU. Isso requer tempo, experiência e corroboração através dos departamentos. O custo total de RVU poderia ser considerado uma abordagem de baixo para cima para o cálculo de custos, exigindo a adoção em todo o país. Outra desvantagem é que os valores RVU devem ser mantidos e atualizados, pelo menos, uma vez por ano, enquanto o método RCC é autossustentável. Além disso, o desenvolvimento do RVU geralmente requer um sistema mais robusto do que o oferecido pelo Excel, portanto, podem ser necessárias despesas tecnológicas adicionais para acomodar um sistema de custos do RVU. Do ponto de vista do ROI (Return Over Investment – "Retorno Sobre Investimento"), os benefícios da abordagem RVU superam os custos adicionais necessários para a maioria dos prestadores de cuidados de saúde. O processo de desenvolvimento de RVU`s, no entanto, envolve compromisso significativo para organizações de qualquer tamanho (ORACLE CORPORATION, 2011).

O sistema de unidade de valor relativo (RVU) pode ser visto como uma aplicação especial do micro custo. A RVU é baseada em (a) a complexidade dos procedimentos, (b) a quantidade de recursos consumidos e (c) o tempo gasto na entrega do serviço (tratamento). Uma das vantagens do sistema RVU é que

4 Markup representa o método de precificação permitindo o controle do preço de venda por meio de um indicador/índice que, aplicado ao custo de um produto, determina o preço de venda.

ele usa atividades clínicas (tratamentos, intervenções) ao invés de categorias de reembolso como bases para determinar custos do nível de serviço. Por outro lado, a abordagem RVU assume que cada RVU consôme a mesma quantidade e o mesmo mix de recursos (WEST, 1996).

2.2.2.2.1 Exemplo de falhas nos RCC`s

Para demonstrar o cálculo da proporção de custos em relação à receita (RCC) considere-se o departamento de radiologia das figuras que se seguem onde, o pessoal de contabilidade divide a soma dos custos totais do departamento durante um ano, pelas receitas totais do departamento para esse mesmo ano. A razão resultante, então, multiplicada pela receita de qualquer produto/procedimento, como uma ressonância magnética, irá determinar o custo desse procedimento.

Para ilustrar a imprecisão dessa metodologia adaptou-se em Young (2007) a comparação dos custos de quatro testes laboratoriais utilizados no tratamento de um paciente em dois hospitais (Alfa e Beta). Suponha que as seguintes condições se apliquem:

- Cada hospital realiza quatro testes idênticos: três testes "Simples" e um teste "Complexo".
- Os laboratórios nos dois hospitais são igualmente eficientes e pagam os mesmos valores de fatores (taxas salariais, etc.). Assim, não deve haver diferenças no custo real entre os dois hospitais. Ou seja, o custo real de cada teste (em termos de recursos realmente gastos) é o mesmo nos dois hospitais.
- Por várias razões estratégicas, no entanto, os dois hospitais usam diferentes Markups, resultando em diferentes estruturas de cobrança.

Teste/Hospital	Custo Real	Mark-up Total	Cobrança	RCC
Hospital Alfa				
Teste Simples	R$10,00	300%	R$40,00	
Teste Complexo	R$50,00	60%	R$80,00	
Total Departamental	R$60,00		R$120,00	0,5
Hospital Beta				
Teste Simples	R$10,00	100%	R$20,00	
Teste Complexo	R$50.00	100%	R$100,00	
Total Departamental	R$60.00		R$120,00	0,5

*Custo Real/Cobrança. Computado somente no nível departamental geral,

Fonte: Young (2007)

Assim, embora o custo real de cada teste seja o mesmo em ambos os Hospitais Alfa e Beta, os custos reportados (usando o RCC médio de 0,50 multiplicado pelo valor cobrado) são bem diferentes, conforme quadro que segue.

	Teste Simples	Teste Complexo
Hospital Alfa	R$40,00 * 0,50 = R$20,00	R$80,00 * 0,50 = R$40,00
Hospital Beta	R$20,00 * 0,50 = R$10,00	R$100,00 * 0,50 = R$50,00

Fonte: Young (2007)

Como resultado, os custos totais para os quatro testes de laboratório em questão aparentariam diferir consideravelmente:

Hospital Alfa	
3 Testes Simples @ R$20,00 =	R$60,00
1 Teste Complexo @ R$40,00 =	R$40,00
Custo Total	R$ 100,00
Hospital Beta	
3 Testes Simples @ R$10,00 =	R$30,00
1 Teste Complexo @ R$50,00 =	R$50,00
Custo Total	R$ 80,00

Fonte: Young (2007)

2.2.2.2.2 Exemplo de falhas nos RVU`s

Muitos departamentos hospitalares realizam uma variedade de diferentes tipos de procedimentos. Em radiologia pode se tratar de uma radiografia simples de tórax ou mesmo uma tomografia computadorizada bastante sofisticada que requer a injeção de um meio de contraste no sangue do paciente, e tirar várias imagens do cérebro do paciente quando o meio de contraste flui através da corrente sanguínea. Supõe-se que durante o período coberto pelo relatório de custo do Hospital, conforme figura que se segue, o departamento de radiologia realizou 50 mil procedimentos. Com custos totais de R$4.876.642,00 o custo médio por procedimento é de R$97,53. Suponha ainda que se deseja conhecer o custo da radiologia para dois pacientes, cada um dos quais recebeu dois procedimentos. Se usarmos o custo médio por procedimento, o custo para cada paciente seria

R$195,07. No entanto, se o paciente A recebeu duas radiografias de tórax e o paciente B recebeu duas tomografias, esses totais seriam enganosos. Para resolver essa questão, o departamento de radiologia pode decidir, como muitos, usar unidades de valor relativo. Uma abordagem RVU utiliza informações de uma base de dados nacional para atribuir um peso a cada procedimento com base na sua complexidade. Para fins ilustrativos, assume-se que uma radiografia de tórax vale 1 RVU e uma tomografia computadorizada vale 10 RVU`s, e que o departamento de radiologia fez 40.000 radiografias de tórax e 10.000 tomografias computadorizadas durante o período coberto pelo relatório de custo. Pode-se, então, calcular as RVU`s totais entregues durante o período da seguinte forma: 10.000 tomografias computadorizadas * 10 = 100.000 RVU`s; 40.000 radiografias de tórax * 1 = 40.000 RVU`s; Total de RVU`s = 140.000. Custo por RVU = R$ 4.876.642,00 / 140.000 = R$ 34,83, (YOUNG, 2007).

Como o paciente A tinha duas radiografias de tórax e o paciente B tinha duas tomografias, os novos custos por paciente são, pois, os seguintes:

	Paciente A (Dois Raio-X de Tórax)			Paciente B (Duas Tomografias)		
	Antigo	Novo	Diferença	Antigo	Novo	Diferença
Número de unidades	2	2		2	20	
Custo por unidade	R$ 97,53	R$ 34,83		R$ 97,53	R$ 34,83	
Custo total	R$ 195,07	R$ 69,66	-R$ 125,41	R$ 195,07	R$ 696,60	R$ 501,53

Fonte: Young (2007)

Intuitivamente, isso faz sentido, já que sabe-se que uma tomografia computadorizada é um procedimento mais complexo do que uma radiografia de tórax. Assim, uma vez que uma tomografia computadorizada é, supostamente, 10 vezes mais complexa do que uma radiografia de tórax, com base em suas RVU`s, faz sentido intuitivo que seu custo deva ser 10 vezes maior do que o de raio-X.

2.3 Análise Custo-Volume-Lucro (CVL)

A análise custo-volume-lucro (CVL), segundo Jiambalvo (2002), pode ser realizada assim que os custos fixos e variáveis tenham sido determinados. Basicamente, uma análise de CVL é qualquer análise que explore as relações entre custos, volumes ou níveis de atividade e lucro. Para se proceder a essa análise, parte-se da equação base que é:

Lucro = Receita total – Custo total

2.3.1 Ponto de Equilíbrio (PE)

Corresponde à quantidade produzida/volume de operações para qual a receita iguala o custo total. É, pois, o ponto onde o lucro líquido iguala zero, podendo ser expresso em unidades físicas ou monetárias.

O modelo do ponto de equilíbrio tem por objetivo determinar o nível de produção/serviço em termos de quantidade e/ou de valor que se traduz pelo equilíbrio entre a totalidade dos custos e das receitas. Para um nível abaixo desse ponto, a empresa estará operando na zona de prejuízo e acima dele, na zona de lucratividade. Nesse ponto, o nível de operação é tal que absorve a totalidade dos custos/despesas fixas, e acima dele somente incidem os custos/despesas variáveis.

Como pode ser observado na figura 2, no ponto de equilíbrio a receita total iguala os custos totais, então se pode escrever:

$$R_{total} = C_{total}$$

A análise do ponto de equilíbrio corresponde ao nível de serviço (quantidade de unidade/valor) em que os custos dos serviços igualam a receita total obtida.

Supondo que a quantidade de serviços seja x̲ e o preço unitário p̲, então a receita total é x̲p̲. Se os custos fixos são a̲, e o custo variável por unidade de serviço b̲, então os custos totais são a̲ ̲+̲ ̲b̲x̲. A expressão algébrica da condição de equilíbrio (custos totais iguais às receitas totais) será então:

$xp = a + bx$

O PE é, pois, aquela quantidade ou valor em que custos e receitas são iguais, e pode ser determinada como:

$x = a/(p - b)$ ou,

PE = Custo fixo / (preço unitário de vendas menos custo unitário variável).

Enquanto p̲ for maior do que b̲ (ou seja, o preço unitário é maior do que o custo unitário variável), de modo que, pelo menos, alguns elementos dos custos estão sendo cobertos, então, com cada unidade de serviço adicional, o hospital dará um passo em direção ao seu PE. Isso levará a venda de um certo número de unidades de serviço para recuperar os custos fixos. Além desse número, cada unidade adicional de serviço vendida gerará um excedente de receita sobre o custo.

A Figura 2 fornece uma ilustração gráfica da condição de ponto de equilíbrio.

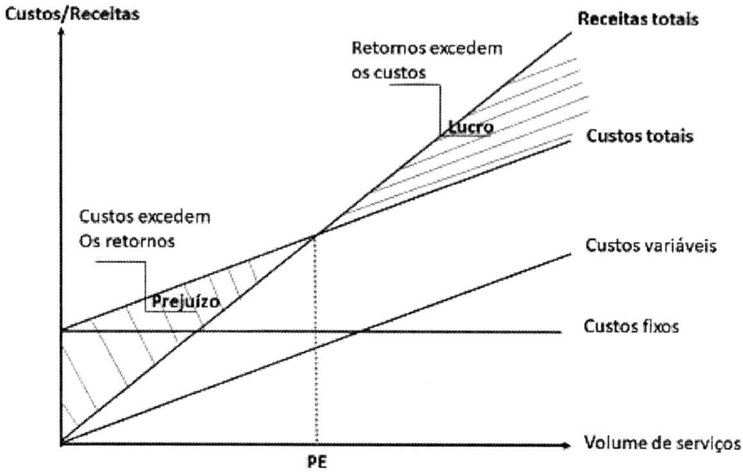

Figura 2 – Ponto de Equilíbrio

Aplicação 1 - Considere-se que um hospital esteja oferecendo colecistectomia laparoscópica em um pacote com um preço de venda R$1.500,00 por operação e custo variável é de R$1.000,00 por operação. Considerando que o custo fixo anual é de R$300.000,00, quantas operações laparoscópicas esse hospital deve fazer para atingir o ponto de equilíbrio (PE)?

Desenvolvendo tem-se:

Custo fixo total = R$300.000,00; Preço de venda unitário = R$1.500,00; Custo variável unitário = R$1.000,00.

Contribuição unitária = preço unitário de venda – custo variável unitário = R$1.500,00 – R$1.000,00 = R$500,00.

Portanto, PE (unidades) = 300.000 / 500 = 600 operações laparoscópicas anuais. Ou seja, um número mínimo de 600 operações deveria ser feito para que o hospital atinja seu ponto de equilíbrio.

Aplicação 2 - Considere-se que um centro de raios-X precificou seu teste de raios-X em R$10,00. O custo variável é de R$5,00 por teste. O custo fixo anual é de R$10.000,00. Qual o número de testes de raios-X a serem realizados por ano para que o PE seja alcançado?

Desenvolvendo tem-se:

Custo fixo total = R$10.000,00; Preço de venda unitário = 10,00; Custo variável unitário = 5,00, portanto, PE (unidades) = 10.000,00 / (10,00-5,00) = 2.000 testes anuais.

Assim, um mínimo de 2000 testes anuais de raios-X deveriam ser realizados de modo que o centro de raios-X atinja seu ponto de equilíbrio, no exemplo em tela.

Aplicação 3 - Considere-se que o Hospital Regional X usa um processo de planejamento para definir uma nova linha de serviço de radiologia. A administração do hospital deseja avaliar sua viabilidade financeira. Os custos fixos estimados são de R$3.000.000,00 e o nível de estimativa líquida de reembolso é de R$4.500,00 por procedimento. Os salários do médico e de outros provedores, em uma base direta, são de R$1.020,00 por procedimento, e as despesas totais de operação irão agregar outros R$480,00 por procedimento.

a. Calcule o ponto de equilíbrio para essa nova linha potencial de serviço do hospital.
   Utilizando-se a fórmula do ponto de equilíbrio: PE = Custo fixo / (preço unitário de vendas menos custo unitário variável).
   PE = 3.000.000 / (4.500 -1.500) = 3.000.000 / 3.000 = 1.000 procedimentos

b. Se esse Hospítal Regional descobrir uma forma de reduzir o investimento inicial para R$1.800.000,00 fazendo com que o nível médio do preço, por procedimento, caia para R$3.600.00, e as outras premissas continuam as mesmas, quantos procedimentos seriam necessários para alcançar o ponto de equilíbrio?
   Igualmente, a fórmula do ponto de equilíbrio apresenta:
   PE = 1.800.000 / (3.600 - 1.500) = 1.800.000 / 2.100 = 857 procedimentos

c. Considerando-se que o hospital, nas condições do item anterior, sente que pode entregar 1.000 procedimentos no primeiro ano, em uma estimativa conservadora, que decisão deveria ser escolhida?

Obviamente aceita essa decisão, pois, trará uma lucratividade de [(1000 – 857 = 143 * (3.600 – 1.500)] = R$300.300,00

Aplicação 4 - Uma Clínica apresenta o seguinte demonstrativo anual:

Receita Líquida	R$800.000,00
Menos: despesas inclusive	
R$400.000,00 de despesas fixas	R$880.000,00
Prejuízo líquido	R$(80.000,00)

Acredita a clínica que um aumento de R$200.000,00 dos gastos com propaganda haverá aumento nas receitas. *Pede-se:*

1. Com que volume de vendas a empresa atingirá o ponto de equilíbrio?
2. Que volume de vendas proporcionará um lucro líquido de R$40.000,00?

Item 1:

Desenvolvendo tem-se:

Receita Líquida	R$800.000,00	100%
Menos: custos variáveis		
(880.0000 menos 400.000)	R$480.000,00	60%
Margem de Contribuição	R$320.000,00	

Como os custos variáveis representam 60% da receita pode-se escrever que no ponto de equilíbrio,

Receita = Custos fixos novos + Custos variáveis + Lucro

Receita = (400.000 +200.000) + 60%Receita + 0

Receita - 60%Receita = 600.000

40%Receita = 600.000 então, Receita= 600.000/0,4 = 1.500,000,00

Item 2

Receita = Custos fixos novos + Custos variáveis + Lucro

Receita = (400.000 +200.000) + 60%Receita + 40.000

Receita - 60%Receita = 640.000

40%Receita = 640.000 então, Receita= 640.000/0,4 = 1.600,000,00

Aplicação 5: Wymont Hospital (Adaptado de Garrison, 2001)

O Wymont Hospital opera um hospital geral, com departamentos isolados como Pediatria, Maternidade e Cirurgia, debitados pelo atendimento prestado aos seus pacientes, como refeições e lavanderia, e pelos serviços administrativos, como faturamento e cobrança. Os encargos correspondentes a espaço e leitos são fixos no ano.

No ano passado, o Departamento de Pediatria cobrou de seus pacientes uma média de $65 por dia, tinha capacidade de 80 leitos, operou 24horas por dia durante 365 dias e teve receita total de $1.138.800.

As despesas debitadas pelo hospital ao Departamento de Pediatria foram os seguintes:

Base de alocação	Pacientes-Dia (variável)	Capacidades de Leitos (fixos)
Dieta	$ 42.952	
Zeladoria		$ 12.800
Lavanderia	28.000	
Laboratório	47.800	
Farmácia	33.800	
Reparos e manutenção	5.200	7.140
Serviços administrativos gerais		131.760
Aluguel		275.320
Faturamento e cobrança	87.000	
Outros	18.048	25.980
	$262.800	$ 453.000

Os únicos funcionários diretamente utilizados pelo departamento de pediatria são enfermeiras-chefes, enfermeiras e auxiliares. A necessidade mínima de pessoal do Departamento de Pediatria é estabelecida em função do total anual de pacientes-dia. Seguem–se as necessidades do hospital, começando pelo nível mínimo esperado da operação:

Pacientes-Dia por ano	Auxiliares	Enfermeiras	Enfermeiras Chefe
10.000 a 14.000	21	11	4
14.001 a 17.000	22	12	4
17.001 a 23.725	22	13	4
23.726 a 25.550	25	14	5
25.551 a 27.375	26	14	5
27.376 a 29.200	29	16	6

Esses níveis de apoio referem-se a tempo integral de trabalho, admitindo-se que o Departamento de Pediatria sempre utiliza o mínimo necessário de pessoal de tempo integral. O salário integral de cada categoria de empregado é: enfermeiras-chefes, $18.000; enfermeiras, $13.000; e auxiliares, $5.000. As despesas do ano passado com salários de enfermeiras-chefes, das enfermeiras e dos auxiliares foram $72.000, $169.000 e $110.000, respectivamente.

Pede-se

1. Calcule:
   a. O número de pacientes-dia do Departamento de Pediatria do ano passado. (Cada dia que um paciente passa no hospital é conhecido como *paciente-dia*).
   b. O custo variável por paciente-dia do ano passado.
   c. O custo fixo total do Departamento de Pediatria, incluindo a alocação dos custos fixos e de pessoal, de cada nível de operação apresentado (i.e., custo fixo total dos níveis de operação de 10.000 a 14.000 pacientes-dia, 14.001 a 17.000 pacientes-dia etc.).
2. Utilizando os dados obtidos no item (1) e quaisquer outros necessários, calcule o número mínimo de pacientes-dia necessários para o Departamento de pediatria atingir o ponto de equilíbrio. Suponha que o comportamento dos custos fixo e variável e a receita por paciente-dia não mudarão no futuro.
3. Determine o número mínimo de pacientes-dia necessário para que o Departamento de pediatria obtenha o "lucro" anual de $200.000

Resolução do exemplo:

1.a

Enfermeiras-chefes: $72.000 / 18.000 = 4
Enfermeiras: $169.000 / 13.000 = 13
Auxiliares: 110.000 / 5.000 = 22
Essa distribuição de pessoal denota que o número de pacientes-dia por ano está na faixa de 17.001 a 23.725

Receita total = $1.138.800 / 65 = 17.520 pacientes-dia

1.b Custo variável por paciente-dia = $262.800 / 17.520 = $15
1.c Custo fixo total = $453.000

2. Ponto de equilíbrio (PE)=Custo fixo / (preço unit. – custo unit variável)
   PE = 453.000 / (65 – 15); PE = 453.000 / (65 – 15) ; PE = 9.060 pacientes-dia

3. Receita = Custo fixo + Custo variável +Lucro
   (Preço unitário * N) = (453.000) + (Custo unit variável * N) + (200.000)
   65 * N = 453.000 + 15 * N + 200.000
   N = 653.000 / (65 – 15); 653.000 / 50 =
   N = 13.050

2.3.2 Mix de Produtos/Serviços

Muitas organizações vendem uma combinação de produtos ou serviços diferentes. O mix de vendas é a proporção de diferentes produtos ou serviços que uma organização vende.

A maioria dos hospitais ou clínicas tem mais de um serviço. Até pode ser possível identificar os custos especificos associados a cada serviço e, assim, calcular o PE de cada serviço. No entanto, ainda haveria um núcleo de custos fixos, como o aluguel dos imóveis e os custos salariais da alta administração, que não podem ser alocados ao serviço individual.

Para se determinar o PE, para toda a empresa, torna-se necessário:

- Combinar todos os custos fixos em um único centro de custos.
- Obter um substituto para a contribuição por unidade que é usada para calcular o PE para um único serviço.

Não seria viável usar uma contribuição média por unidade nas empresas que produzem serviços que são muito diferentes um do outro.

O cálculo de uma contribuição média ponderada por unidade é demorado, de modo que um substituto seria útil. O hospital é uma indústria de serviços que não possui produtos tangíveis, mas as unidades de serviços produzidos podem ser identificadas e estão conectadas aos preços de venda. Uma organização de multiprodutos/serviços como um hospital, pode calcular seu ponto de equilíbrio usando a seguinte fórmula:

$$\text{Ponto de Equilíbrio (PE)} = \frac{\text{Total de custos/despesas fixas}}{\text{Preço de venda médio ponderado - Despesas variáveis médio ponderado}}$$

Assim:

O Preço de venda médio ponderado é elaborado da seguinte forma:

preço de venda do produto/serviço A × percentual de vendas do produto/serviço A + preço de venda do produto/serviço B × percentual de venda do produto/serviço B + preço de venda do produto/serviço C × porcentagem de vendas do produto/serviço C + ... e,

Os Custos/despesas variáveis médios ponderados são calculados da seguinte forma:

despesas variáveis do produto/serviço A × percentagem de vendas do produto/serviço A + Despesas variáveis de produto/serviço B × despesas variáveis do produto/serviço B + despesas variáveis do produto/serviço C × percentagem de vendas do produto/serviço C + ...(CHOUDHARY et al, 2013).

Quando as despesas variáveis médias ponderadas por unidade são subtraídas do preço de venda médio ponderado por unidade, obtém-se a margem de contribuição média ponderada por unidade. Portanto, a fórmula acima também pode ser escrita da seguinte maneira:

$$\text{Ponto de Equilíbrio (PE)} = \frac{\text{Total de custos/despesas fixas}}{\text{Margem de contribuição média ponderada por unidade}}$$

O hospital é uma organização multiproduto/serviço. O desempenho sustentável acima do PE depende da soma dos desempenhos em muitos serviços e centros de custo. O declínio no volume dos serviços em um departamento clínico causará uma queda na receita que lançará o resultado à esquerda do PE causando déficit (Figura 2). O hospital terá que fechar a lacuna, aumentando as atividades reembolsáveis ou orçamentadas em outros centros de custo de receita, ou reduzindo os custos nos centros de custo intermediários (tomando cuidado para não prejudicar a qualidade do atendimento ao paciente). A análise do ponto de equilíbrio mostra o percentual pelo qual o preço e as receitas precisam ser aumentados em cada centro de custo final (ou os custos devam ser reduzidos em cada centro de custo intermediário) para restaurar o PE do hospital, por cada queda percentual de receita em um centro de custo de receitas lucrativas.

2.3.3 Vantagens do Gráfico do Ponto de Equilíbrio

1. Ele serve como uma ferramenta útil de planejamento e controle.
2. É uma ferramenta útil para estudar a viabilidade de aquisição de equipamento.
3. Ajuda a explicar as relações entre o volume, os preços e os custos. Também é útil para preços, controle de custos e outras decisões financeiras.
4. As implicações práticas são estimativas do lucro nos diferentes níveis de atividade, determinando o volume de negócios para o lucro desejado.
5. A principal vantagem da análise do ponto de equilíbrio é que explica a relação entre custo, volume de produção e retornos. Isso pode ser ampliado para mostrar como as mudanças nos custos fixos, nas relações de custos variáveis, nos preços das commodities ou nas receitas, afetarão os níveis de lucratividade e PE.
6. A análise do ponto de equilíbrio é muito útil quando usada com orçamentos parciais ou técnicas de orçamentação de capital.
7. O principal benefício da análise do equilíbrio é indicar a menor quantidade de atividade comercial necessária para evitar perdas (CHOUDHARY et al., 2013).

2.3.4 Limitações da análise do PE

1. É mais adequado para a análise de um produto por vez.
2. Pode ser difícil classificar um custo como totalmente variável ou totalmente fixo.
3. Pode haver uma tendência para continuar a usar a análise de equilíbrio após as funções de custo e renda terem mudado (CHOUDHARY et al., 2013).

Algumas observações até costumam ser registradas, como o comportamento retilíneo das receitas e das despesas conforme retratado no gráfico do ponto de nivelamento. Outras considerações também são feitas no que tange aos custos fixos e variáveis - se por um lado o custo fixo não é tão constante assim, o custo variável pode em certas situações não variar proporcionalmente ao volume.

Novamente na questão de quando existem vários produtos, Horngren (1985) sugere que se os administradores escolherem uma combinação de vendas, ela pode ser expressa num gráfico de ponto de equilíbrio admitindo-se receitas e custos médios para uma determinada combinação. Exemplifica com o caso de uma empresa com dois produtos, com margem de contribuição unitária de $1 para o produto A e de $2 para o produto B, e em que os custos fixos são de $100,000. O ponto de equilíbrio seria de 100.000 unidades para o produto A ou de 50.000 unidades para o produto B, caso se tratasse de apenas um produto. Seja a seguinte combinação planejada: três unidades do produto A e uma unidade do produto B. A margem de contribuição de cada pacote de produtos seria de 3x$1 mais 1x$2, ou seja, 5$. A margem de contribuição média por unidade de produto passaria ser, então, de 5$ /4 unidades de cada pacote, ou seja, $1.25.

O ponto de equilíbrio, na hipótese de se manter a mesma combinação, seria, pois, $100,000 / $1,25 = 80.000 unidades (sendo 60.000 unidades de A e 20.000 de B).

Hansen et al. (2001) coloca, ainda, as seguintes considerações com relação à análise do CVL e do ponto de equilíbrio.

1. A análise supõe a função linear da receita e do custo.
2. A análise supõe que o preço, o total de custos fixos e os custos variáveis da unidade podem ser precisamente identificados e permanecem constantes ao longo de um intervalo relevante.
3. A análise supõe que o que é produzido é vendido.
4. Para a análise de produtos múltiplos, supõe-se que a combinação de vendas seja conhecida.
5. Supõe-se que os preços de venda e os custos sejam conhecidos com certeza.

Conclusão

O capítulo apresenta os termos e classificações utilizados em Custos e discorre sobre a contabilidade tradicional de custos e sua aplicação na área de cuidados de saúde. Mostra as distorções provocadas pelos rateios simplistas baseados em volume. Apresenta o método de alocação de custos de serviços das seções homogêneas como uma das mais utilizadas no mundo e no Brasil. Mostra como os métodos RCC e RVU, por serem mais simples, têm sido bastante utilizados para a determinação dos custos dos produtos intermediários da área de saúde, que precederam a utilização de técnicas contemporâneas mais precisas, como o custeio ABC e mais recentemente o TDABC. Apresenta, ainda, a análise custo-volume-lucro (CVL) que explora as relações entre custos, volumes ou níveis de atividade e lucro, levando a determinação do ponto de equilíbrio da instituição, onde os custos se igualam às receitas auferidas.

Questões para Análise e Discussão

1. O que é custo fixo e custo variável? Exemplifique na área de cuidados de saúde.
2. O que é custo direto e custo indireto? Exemplifique na área de cuidados de saúde.
3. Cite vantagens e desvantagens da determinação do custo do produto pelo método RCC.
4. Cite vantagens e desvantagens da determinação do custo do produto pelo método RVU.
5. Qual o objetivo da análise custo-volume-lucro?
6. Uma Instituição de Saúde apresenta os seguintes dados orçamentários correspondentes ao próximo ano:

Receitas	R$5.000.000,00
Custos Fixos	R$1.000.000,00
Custos Variáveis	R$3.000.000,00

Pede-se:

Calcule o ponto de equilíbrio em valor e o lucro esperados em cada um dos desvios dos dados orçados. (Cada caso é independente do outro).

a) Aumento de 10% na margem de contribuição total mantendo inalterado custos e preços unitários;
b) Redução de 10% na margem de contribuição total mantendo inalterado custos e preços unitários;
c) Aumento de 5% nos custos fixos;
d) Redução de 5% nos custos fixos;
e) Aumento de 7% no volume de vendas;
f) Redução de 7% no volume de vendas;
g) Aumento de 5% nos custos fixos e aumento de 10% no volume de vendas;

h) Aumento de 10% nos custos fixos e redução de 5% nos custos variáveis.

Referências Bibliográficas

ABBAS, K. C.; LEONCINE, M. Cálculo dos Custos dos Procedimentos Médicos Hospitalares em Hospitais Brasileiros. *RAHIS - Revista de Administração Hospitalar e Inovação em* Saúde, v. 11, n. 1, p. 1-11, Janeiro-Março, 2014.

ATKINSON, A, A; BANKER, R. D.; KAPLAN, R. S. ; YOUNG, S. M. *Contabilidade Gerencial.* São Paulo: Editora Atlas, 2000.

CHOUDHARY, P. K.; PATNAIK, S. K.; SINGH, M. M.; KAUSHAL G. Break-Even Analysis in Healthcare Setup. *International Journal of Research Foundation of Hospital & Healthcare Administration, July-December;1(1):29-32.* 2013.

COGAN, S. *Custos e Formação de Preços* – Análise e Prática. Rio de Janeiro: Editora Atlas, 2013.

COGAN, S. *Gestão Contemporânea de Custos – Formação e Prática.* Rio de Janeiro: Editora Ciência Moderna, 2022.

ERNST AND WHINNEY. *The revised DRG's : their importance in Medicare payments to hospitals.* Cleveland USA, 1983.

GARRISON, R. H.; NOREEN, E. W. *Contabilidade Gerencial.* Rio de Janeiro: Editora LTC, 2001.

HANSEN, D. R.; MOWEN, M. M.; GUAN, L. *Cost Management: Accounting & Control.* 6th edition, Cengage Learning, 2009.

HORNGREN, C. H.; FOSTER, G.; DATAR, S. *Introdução à Contabilidade Gerencial.* Rio de Janeiro: Prentice Hall do Brasil, 1985.

JIAMBALVO, J. *Managerial Accounting.* New York: John Wiley & Sons Inc, 2002.

LIMA, C. R. M.; LIMA, C. R. M. Avaliação do Custo-Eficácia das Intervenções em Organizações de Saúde. *ERA – Revista de Administração de Empresas,* São Paulo, v. 38, n.2, p. 62-73. 1998

MARTINS, D. *Custos e Orçamentos Hospitalares.* São Paulo: Atlas, 2000.

ORACLE CORPORATION. *Achieving Clinical and Operational Excellence: How to Establish Healthcare Service Line Costs.* An Oracle White Paper, 2011.

WEST T.D.; BALAS E. A.; WEST D. A. Contrasting RCC, RVU, and ABC for managed care decisions. A case study compares three widely used costing methods and finds one superior. *Healthcare Finance Management,* 50(8):54-61, 1996.

WILLIAMS, T.; SAINE, T. Understanding Hospital Charges, Costs and Payments, 2015. Disponível em https://strategicdynamicsfirm.com/understanding-hospital-charges-costs-and-payments. Acessado em 18/08/2024.

YOUNG, W. W. The folly of using RCC`s and RVU`s for intermediate product costing: a hospital that does not have an activity-based costing system could be putting its financial viability at considerable risk. *Healthcare Financial Management*, 2007.

Capítulo 3

Custeio Baseado-em-Atividade (ABC)

3.1 Considerações Gerais

O objetivo de um hospital é fornecer cuidados de alta qualidade a baixo custo; e é aí que o Custeio Baseado em Atividades (ABC) procura obter a visibilidade dos custos, e pode ser aplicado na obtenção do custo de atendimento do paciente. E, também, alcançar o custo de uma linha de serviços, como departamento de emergência, pacientes ambulatoriais geriátricos e neurologia aguda. Isso é semelhante ao que se obtém com o ABC na indústria, ou em outras organizações de serviços, como bancos. Em um hospital, pode-se observar centros de lucro/receita e centros de suporte. O centro de lucro/receita traz a receita para o hospital, enquanto o centro de suporte permite que o centro de lucro traga essa receita. Observe-se, por exemplo, o departamento de recursos humanos, que está entre os centros de suporte e, não atende o paciente diretamente, no entanto, sem esse departamento, não será possível recrutar e sustentar a força de trabalho necessária para o atendimento ao paciente. Logo, torna-se imprescindível distribuir o custo de ter um departamento de RH entre centros de lucro e centros de custo, de modo que o custo exato do centro seja refletido.

A aplicação do ABC nos hospitais pretende entender e agilizar as atividades, a essência é reduzir o custo das atividades ou agilizar as atividades que resultarão na redução do custo de atendimento do paciente. Além disso, como os custos são desmembrados por atividades, os dados permitirão uma melhor compreensão das atividades e do uso de recursos. Obviamente os recursos são limitados e o uso ideal deles certamente ajuda a manter os custos mais baixos. Uma das mudanças que lentamente começará a ocorrer durante/após a implementação do ABC é a mudança no padrão de captura de dados - potencialmente os formulários começarão a obter informações adicionais sobre um evento. Seja como, por exemplo, em um formulário de solicitação de imagem, pode-se inquirir se a solicitação é para fins de ensino/pesquisa e desenvolvimento ou atendimento ao paciente. Isso permitirá segregar os custos de radiologia associados ao ensino e ao atendimento ao paciente, ou seja, a desmembração dos custos às atividades relacionadas.

No custeio tradicional, o custo indireto é alocado com base em taxas únicas predeterminadas. Se a despesa indireta for atribuível a outros provedores de serviço, então o rateio é usado para distribuir os custos indiretos. Isso funcionava bem no passado, e no caso da indústria, a mão de obra direta representava a maior parte dos custos. No entanto, mesmo aí, os custos diretos de mão de obra diminuíram e os produtos personalizados aumentaram nas últimas décadas, e a metodologia tradicional, não será, pois, suficiente para um custeio preciso. Além disso, há alguma intuição e decisões arbitrárias que são tomadas durante o rateio. Ao contrário, no ABC, os custos indiretos são alocados para as atividades (também chamadas de centros de custos por atividades), e, em seguida, para produtos usando direcionadores de custos. Os centros de custos por atividades são semelhantes aos departamentos, mas haverá mais centros de atividades do que departamentos equivalentes na abordagem tradicional. A grande diferença entre o custeio por absorção tradicional e o custeio ABC é que o ABC usa várias taxas de absorção direcionadas para cada centro de custos por atividades, e o custeio tradicional usa apenas uma e essa direcionada a um único centro de custos.

O custeio ABC difere, pois, do enfoque do custeio tradicional, pela forma como os custos são acumulados. O sistema tradicional utiliza um modelo de acumulação de dois estágios. Primeiro os custos são acumulados por função ou departamento e depois rateados pelos produtos/serviços através de um simples fator volumétrico de medição. O custeio ABC tem como foco os recursos e as atividades como geradores de custos, enquanto que o custeio tradicional focaliza os produtos/serviços como geradores de custos.

O número de atividades realizadas no Hospital é vasto; a coleta, contagem e classificação dos dados consome tempo e é dispendiosa. Portanto, uma abordagem, por etapas, ajudará. Assim, hipoteticamente pode-se analisar o custo de atendimento de um paciente que veio para uma cirurgia de emergência, em um primeiro momento. Em seguida, com o conhecimento obtido, pode-se avançar rapidamente para as próximas etapas, como o custeio de uma linha de serviços.

Um aspecto importante durante a implementação é garantir que os gerentes dos centros de custos estejam com as informações das políticas de custos/metodologias de direcionadores de custos, centros de atividades e os dados. Primordial a participação/contribuição dos gerentes que devem ser capazes de confiar nos dados que estão sendo usados. As discussões em torno das metodologias de alocação serão baseadas em vários fatores – cultura da organização, capacidade do patrocinador do projeto de abordar ou conduzir a mudança de comportamento, disponibilidade de dados e capacidade de tomar decisões informadas com base nos relatórios. Haverá questões contenciosas que precisam ser tratadas, especialmente quanto à forma como a sobrecarga será alocada.

No ambiente de saúde o custeio preciso tornou-se uma imperiosa necessidade. Médicos, hospitais, empregadores, seguradoras, planos de saúde e o governo exigem maior custo-eficácia e responsabilidade. Novos e mais precisos métodos de cálculo de custos são agora necessários para a sobrevivência financeira neste mundo de cuidados gerenciados. O ABC reflete um dos avanços mais significativos na contabilidade de custos, mas suas raízes estão na indústria, que é onde surgiu as primeiras aplicações desse método. De uma forma ou de outra, no entanto, o ABC vem sendo usado em inúmeras organizações de saúde.

Por que custeio baseado-em-atividades?

Considera-se como preço ideal, aquele que cobrindo os custos de operação e de comercialização do produto ou serviço, e contendo ainda o percentual de lucro esperado, permite que a empresa se mantenha competitiva no mercado. Como no cenário atual o preço representa o que o mercado deseja pagar pelo produto ou serviço, chega-se à situação que também nesses casos é importante conhecer o custo alvo/meta que mantém a empresa competitiva em seu mercado.

No passado quando os custos indiretos representavam um valor pequeno, em relação aos demais custos, os rateios simplistas pregados pela contabilidade tradicional eram considerados suficientes. Hoje novas formas de produção de bens e serviços surgiram graças ao avanço da tecnologia e do gerenciamento; além também de que nessa nova conjuntura, a diversificação dos produtos e serviços também se apresenta cada vez mais elevada. Em consequência disso, os custos/despesas indiretas passaram a assumir um valor crescente em relação aos demais custos, e a dificuldade de distribuí-los aos objetos dos custos inviabilizou a forma tradicional de custeio.

Não levando em conta uma apuração de custos por essa sistemática, muitas empresas permanecem num cenário de negócios onde seus custos não espelham a precisão demandada. Em consequência disso, alguns produtos/serviços estão subcusteados, talvez mesmo trazendo prejuízos sem que a empresa disso perceba, enquanto que outros, supercusteados estão carregando outros produtos/serviços menos rentáveis.

O ABC permite ainda, que se tomem ações para o melhoramento contínuo das atividades de redução dos custos/despesas indiretas. No sistema tradicional a ênfase na redução de custos se concentra tão somente nos custos diretos, os desperdícios existentes nas despesas indiretas ficam ocultos, dificultando sua análise. No ABC, contudo, sendo uma sistemática que permite a determinação dos custos das atividades que incidem nos produtos/serviços traz, pois, as condições de se permitir a análise desses custos indiretos. O ABC facilita, ainda, a determinação dos custos relevantes.

Conforme já explanado e agora mostrado no diagrama esquemático da figura 1, um modelo ABC é basicamente constituído de recursos, de centros de atividades e de objetos dos custos (produtos/serviços). Os recursos, por seu turno, são representados pelas despesas e são acumulados em centros de custos por atividades e desses, distribuídos aos produtos/serviços que são os objetos dos custos. Os centros de atividades consomem recursos enquanto que os objetos dos custos consomem atividades. O critério de distribuição/alocação dos recursos é feito através de direcionadores de custos - os de primeiro estágio estabelecem a forma como os recursos são acumulados nos centros de atividades e os direcionadores de segundo estágio dirigem a alocação/distribuição dos centros de atividades aos objetos dos custos.

Os recursos conforme mostrados nos modelos ABC são representados pelas despesas acumuladas nos centros de custos existentes na empresa. As dificuldades na realidade encontradas nos modelos ABC ficam por conta da determinação dos centros de atividades e dos direcionadores de custos.

3.2 Configuração Esquemática do Modelo ABC

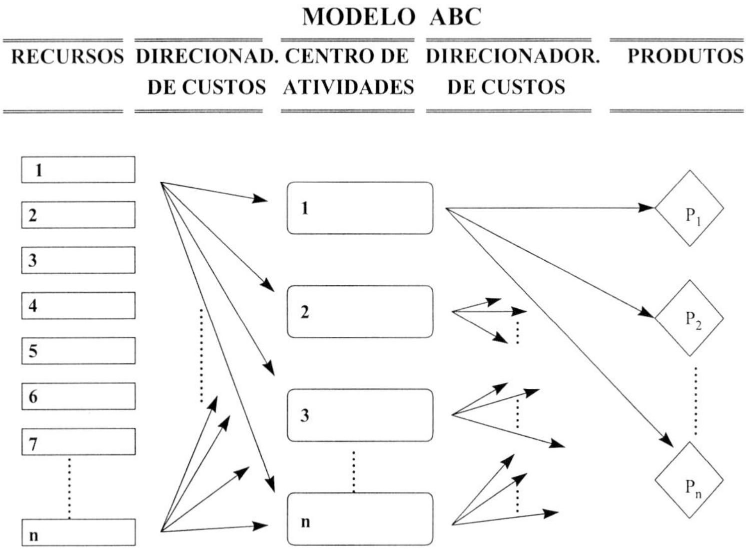

Figura 1

<u>Centros de Atividades</u>

Conforme se pode observar no esquema da figura 1, transferir as despesas da coluna Recursos para a de Produtos/Serviços é uma tarefa não muito simples. Essas despesas/recursos representam despesas aglutinadas em centros de custos da contabilidade tradicional que por sua vez reportam os custos de forma funcional/ vertical, e que apresentam as despesas de forma heterogênea. Torna-se necessário a reorganização dos custos componentes dos diversos centros de custos da contabilidade tradicional e listados na coluna <u>Recursos</u> para a coluna <u>Centros de Atividades</u> onde custos homogêneos são rearrumados. Esses Centros de Atividades têm a ver com os processos/serviços que cortam os departamentos funcionais da empresa como se custos horizontais fossem, ao invés dos verticais/funcionais reportados pela visão convencional.

A contabilidade tradicional de custos apresenta as despesas de forma funcional informando, por exemplo, os totais de salários, gastos de telefones, suprimentos, etc., de cada departamento. Percebe-se, pois, quão difícil se torna conhecer quanto de cada uma dessas despesas deve ser atribuída a cada produto/serviço.

Além disso, e considerando-se que exista uma série de tarefas/atividades/subprocessos/processos realizados pelo pessoal de cada departamento, como se poderia reduzir os custos departamentais se só se tem os totais departamentais de tais despesas. Ao contrário, o ABC é a forma de custeio que permite que se calculem os custos de cada atividade que compõe os processos interdepartamentais. Enquanto que apropriar totais de despesas funcionais para produtos/serviços é uma tarefa incômoda e difícil, o mesmo não se pode dizer com relação às despesas reportadas horizontalmente por processos/subprocessos/atividades. As despesas de um processo se referem a um conjunto de tarefas com início, meio e fim, que corresponde a um grupo completo de atividades realizadas.

Segundo Young (2007), o custeio baseado-em-atividades - ABC passou inicialmente a ser usado em muitas configurações industriais como uma maneira de corrigir as deficiências observadas na contabilidade tradicional. Os sistemas ABC usam múltiplos centros de custos por atividades e tentam tornar os recursos em cada um desses grupos tão homogêneos quanto possível. Identificam uma atividade que impulsiona o uso dos recursos de cada centro e usa-o para calcular a taxa indireta do centro.

Infelizmente, embora muitos hospitais tenham desenvolvido sistemas de custeio de produtos intermediários na tentativa de determinar o custo total de um produto final, poucos desenvolveram um sistema ABC. No entanto, os produtos intermediários em um hospital - como testes laboratoriais, procedimentos radiológicos e intervenções cirúrgicas - são, desde uma perspectiva de contabilidade de custos, conceitualmente idênticos aos produtos em uma configuração de fabricação. Em vez de desenvolver um sistema ABC para custear os produtos, no entanto, muitos desses hospitais basearam-se em RCC`s ou RVU`s como um meio para calcular o custo total de seus produtos intermediários.

Young (2007) comenta, ainda, com relação ao ABC que na área de Saúde, hospitais e outros provedores de cuidados de saúde que desejam medir seus custos de forma mais precisa, tanto para fins de licitação competitiva como para que possam gerenciá-los de forma mais eficaz, podem se beneficiar consideravelmente com o cálculo de custos baseado em atividades. Em muitas situações a presença de um dos três fatores que seguem exige um sistema ABC: diversidade de produtos/serviços, custos relativos e diversidade de volume. A diversidade de produtos/serviços existe quando produtos diferentes utilizam serviços relacionados com despesas gerais em diferentes proporções. Por exemplo, se um produto requer muito mais tempo de supervisão do que outro há diversidade de produtos.

No entanto, a diversidade de produtos é importante apenas se os custos das diferentes atividades forem significativamente diferentes, o que é o fator de custo relativo. Finalmente, algumas atividades dos centros de custos por atividades estão relacionadas ao lote e, se os produtos são fabricados em lotes de tamanhos diferentes, há diversidade de volume.

Em resumo, um departamento de hospital pode usar uma taxa única para atribuir o seus custos indiretos de operação aos produtos/serviços, se tiver pouca diversidade de produtos e lotes de produção que sejam todos do mesmo tamanho, ou se tiver alta diversidade de produtos e/ou volumes, mas atividades similares independentemente do tipo de produto ou do tamanho do lote em uma produção realizada. Uma unidade de diálise, com pouca diversidade de produtos e tamanhos de lote iguais cai nessa categoria.

Em contraste, quando há uma grande diversidade de produtos ou volumes, ou diferenças nas atividades associadas a diferentes produtos ou tamanhos de lote - como há em patologia, radiologia e muitos outros departamentos onde os produtos intermediários de um hospital são entregues - há provavelmente bastante necessidade de um sistema ABC com múltiplos centros de custos por atividades e um direcionador de custo separado para cada um. Fora dos cuidados de saúde, o uso do ABC levou os gerentes em muitas organizações a reverter seu pensamento sobre quais dos seus produtos são os mais rentáveis. É provável que conclusões semelhantes sejam alcançadas em um hospital que tenha realizado um esforço ABC (YOUNG, 2007).

3.2.1 Aplicações práticas do custeio ABC

3.2.1.1 Aplicação 1: Custos indiretos de um Paciente

As taxas de atividade que são computadas no passo apresentadas nas duas tabelas seguintes serão usadas para atribuir os custos indiretos a um objeto de custo. Suponha que um paciente consome 90 minutos para diagnóstico, 0,5 dia para cirurgia, 3 dias para atendimento ao paciente após a cirurgia. Calcule os custos indiretos totais atribuídos a esse paciente.

Centro de atividades	Custos indiretos
Admissão de paciente	R$ 60.000
Diagnósticos	R$ 61.500
Cirurgia	R$ 1.050.000
Cuidados do paciente após cirurgia	R$ 30.000
Entrada e saída de paciente	R$ 75.000
Total	R$ 1.276.500

Considerando-se os dados dessa primeira tabela pode-se verificar na segunda tabela que segue os direcionadores de custos utilizados para cada atividade. Assim, tomando como exemplo Admissão de paciente observa-se que tem como direcionador de custos o Número de admissões de pacientes. Como o total de pacientes no período é de 10.000, deduz-se que a taxa por unidade do direcionador é de R$6 por paciente (= R$60.000/10.000). Essa segunda tabela demonstra as demais taxas por unidade das atividades consideradas.

Centro de atividades	Custos	Direcionador de Custos	Quantidade direcionador	Taxa p/unidade do direcionador
Admissão de paciente	R$ 60.000	No. de admissões de pacientes	10.000 pacientes	R$6/ paciente
Diagnósticos	R$ 61.500	Tempo da mão-de-obra direta (horas)	500 hrs	$123/ hora
Cirurgia	R$ 1.050.000	Paciente–dia	500 paciente-dia	R$2.100/paciente-dia
Cuidados do paciente após cirurgia	R$ 30.000	Paciente–dia	500 paciente-dia	R$60/ paciente-dia
Entrada e saída de paciente	R$ 75.000	pacientes checados e descarregados	500 paciente	R$150/ paciente

Com os dados da coluna Taxa por unidade do direcionador pode-se facilmente calcular os custos indiretos totais atribuídos a um paciente que consome 90 minutos para diagnóstico, 0,5 dia para cirurgia, 3 dias para atendimento ao paciente após a cirurgia. A próxima tabela demonstra esse cálculo, chegando-se ao valor de R$1.570,50 .

Centro de atividades	Quantid. do de custos (B)	Taxa por unidade do direcionador de custos ©	Custos alocados R$ (B x C)
Admissão de paciente	1 paciente	R$6/ paciente	R$ 6,00
Diagnósticos	1.5 Hr.	$123/ hora	R$ 184,50
Cirurgia	½ paciente-dia	R$2.100/ paciente-dia	R$ 1.050,00
Cuidados do paciente após	3 pacientes-dia	R$60/ paciente-dia	R$ 180,00
Entrada e saída de	1 paciente	R$150/ paciente	R$150.00
		Total	R$ 1.570,50

3.2.1.2 Aplicação 2: ABC no Massachusetts Eye and Infirmary

Cooper e Kaplan (1991) relatam o seguinte exemplo de comparação entre as abordagens ABC e Tradicional:

Mr. Charles Wood, Diretor Executivo do Massachusetts Eye and Infirmary (MEEI), estava revisando os resultados do novo sistema de contabilidade de custos que o hospital tinha instalado no ano anterior. O novo sistema continha diversos aspectos inovativos, e o ano passado serviu de período de experiência para ele. Mr. Wood estava agora interessado em persuadir Medicare e Medicaid [1] para aceitar esse sistema para reembolso; Blue Cross a adotou no início do programa piloto. No centro de seu pensamento estavam duas ações; (1) se o sistema realmente representava uma foto mais acurada do sistema de custos hospitalares, tal como os proponentes do sistema estavam clamando; e (2) qual o impacto que o sistema estava tendo no fechamento dos custos hospitalares. Wood também estava interessado na transferência do sistema para hospitais menos especializados, desde que os resultados preliminares indicassem sua aplicabilidade em um hospital geral.

Em 1999, o MEEI celebrou seu 175º aniversário. Durante quase dois séculos de sua inauguração em 1824 como uma clínica livre localizada no segundo andar de um prédio na cidade de Boston, agregou uma ampla variedade de atividades inovadoras e de visão.

No ano em referência, o hospital independente e de fins não lucrativo, tinha recebido 11.200 pacientes (sendo 53.984 pacientes-dia) e 80.000 visitas ao ambulatório. Muito marcante foi a crescente demanda nos serviços de emergência do hospital.

Insatisfeito com o tradicional método de contabilidade de custos por dia usado nos hospitais através do País, Charles Wood ficou convencido da necessidade de um sistema de custos que permita aos hospitais medir os cuidados de saúde de forma mais acurada. Ele criticava a forma tradicional de se calcular os custos hospitalares e segundo ele o método atual estava levando os hospitais em métodos de custos ineficientes e embaraçosos, à custa do público.

"Por anos eu fiquei tentando melhorar as bases conceituais para a identificação dos custos dos cuidados hospitalares. Soube, anos atrás, que os custos hospitalares

1 Medicaid é um programa de saúde social dos Estados Unidos para famílias e indivíduos de baixa renda e recursos limitados. Medicare é geralmente considerado o seguro de saúde para os idosos.

foram definidos diferentemente de estado para estado, dependendo do que fosse qualificado para reembolso. Construímos nosso atual sistema de contabilidade de custos gradualmente; inicialmente desenvolvemos um sistema composto de duas partes: uma carga por dia incluindo enfermagem, e uma carga hospitalar. Depois, assim que aperfeiçoamos nosso sistema de dados, expandimos em nosso atual método de contabilidade de custo de três partes, que tira fora o serviço de enfermagem da porção diária e a custeia separadamente".

Wood projetou o novo sistema de forma a isolar elementos específicos dos custos hospitalares. Isso foi feito pelo desdobramento das taxas diárias hospitalares em unidades que refletem os serviços que cada paciente está recebendo. Em adição ele esperava que as informações produzidas poderiam dar à gerência, ferramentas para o melhoramento das facilidades hospitalares.

Ao mesmo tempo que projetava o sistema para a MEEI, Wood acreditava que o sistema tinha potencial para ser largamente utilizado na indústria hospitalar.

O sistema de custos desenvolvido na MEEI foi construído considerando dois conceitos básicos;

1. que nenhum dos cuidados diários no hospital é igual, e
2. que para um dado paciente, o custo dos serviços rotineiros era uma função de três categorias distintas de custos que se relaciona a três elementos essenciais da estadia em um hospital: hospitalização, custos rotineiros diários, e custos de intensidade de serviço (que na MEEI se denomina <u>cuidados clínicos</u>). Os custos de hospitalização se referem aos gastos com a admissão e a alta do paciente. Inclui programação para admissão, processo da admissão, e outras operações que ocorrem uma única vez, tais como, manutenção de registros médicos, preparação da conta, etc. Também inclui uma taxa de rateio por paciente dos custos indiretos administrativos e do prédio. Hospitalização representa um custo de uma vez, independente do período de estadia do paciente, e reconhece que a entrada e presença de alguém no hospital geram custos que são mensuráveis.

A categoria de custo por paciente-dia engloba os custos relacionados ao período de estadia do paciente no hospital (por exemplo, os custos diários para quarto, refeições, necessidades dietéticas, lavanderia, rotinas farmacêuticas, suprimentos médico e cirúrgico, etc.).

Os custos de intensidade de serviços (cuidados clínicos) incluem as despesas que ocorrem em função dos cuidados diretamente aplicados ao paciente em razão do diagnóstico, procedimentos cirúrgicos, e dos pontos de progresso do paciente voltados para sua recuperação. A unidade de cuidado clínico (UCC) é um valor numérico dado para um serviço direto que é provido ao paciente. As UCC`s são medidas em tempos necessários para o desempenho de várias atividades nos cuidados dos pacientes enquanto eles estiverem no hospital. No ano, em referência, ocorreram 753.373 UCC`s. Serviços tais como, salas de operação, medicamentos, testes de laboratório, e outros serviços, são faturados separadamente, de tal forma que o sistema foca somente os componentes de cuidados que ocorrem na estadia do paciente.

MASSACHUSETS EYE AND INFIRMARY	
CUSTO POR PACIENTE	ORÇAMENTO
HOSPITALIZAÇÃO	
Admissão & programação	36,341
Contas a receber & caixa	65,023
Serviços de paciente	17,532
Segurança da propriedade	23,875
Despesas legal	2,193
Serviço social	163,253
Registros médicos & livraria	185,234
Manutenção & reparos	317,08
Operação da empresa	251,208
Almoxarifado	511,455
Juros & depreciação	677,455
Cuidados gratuitos& débitos duvidosos	10,977
CUSTOS TOTAIS	**2,261,652**
ROTINEIROS DIÁRIOS	
Funcionários dos quartos	184,123
Suprimentos médico e cirúrgico	407,916
Serviço de dieta	837,382
Lavanderia e roupa de cama	257,73
Farmácia	168,524
Cuidados gratuitos & débitos duvidosos	9.053
CUSTOS TOTAIS	**1,864,728**
CUIDADOS CLÍNICOS	
Serviço de enfermagem - custo direto	2,067,073
Administração e supervisão de enfermagem	1,133,537
Manutenção das instalações de enfermagem	9,194
Lavanderia e roupa de cama de enfermagem	1,251
Restaurante enfermagem	91,843
CUSTOS TOTAIS	**3,366,318**

A partir do texto acima pode-se comparar os custos utilizando-se ambas as metodologias, a tradicional e a do custeio ABC. Assim, no período de um ano a clínica recebeu 11.200 pacientes internados para diversos serviços. A figura 3 mostra as diversas despesas que ocorrem na clínica referentes às internações, no valor correspondente a $7,462,698. Para essa despesa, os 11.200 pacientes permaneceram 53.984 dias na clínica. O custeio tradicional calcula então a estadia por paciente-dia como sendo igual a $138.79, que é a relação entre o valor total das despesas e o número de paciente-dia. Esse é o valor correspondente ao custo do paciente-dia que o custeio tradicional aplica para levantar os custos indiretos da estadia do paciente internado na referida clínica.

Modelo de Custeio Tradicional

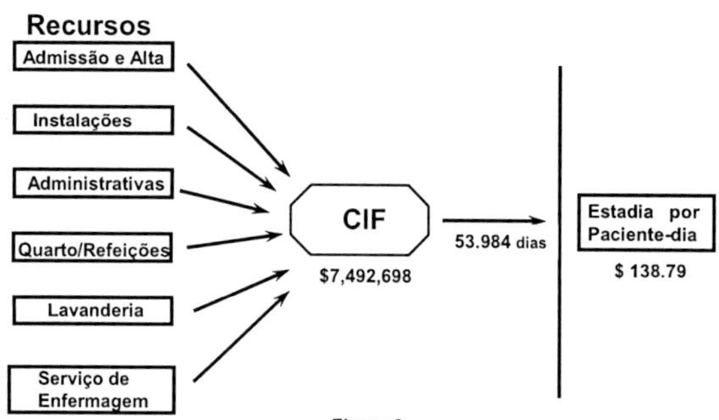

Figura 3

A figura 4, por seu turno, mostra para os mesmos dados, como seriam esses custos usando-se o conceito de custeio baseado-em-atividades. Observe-se que os recursos foram segregados em três partes - existem aí três níveis de despesas, e um centro de atividades que não deve acumular despesas de níveis diferentes. Os recursos correspondentes às despesas de Admissão e Alta; Instalações; e Despesas Administrativas; representam despesas administrativas operacionais da clínica e que representam despesas em nível de lote, ou seja, são despesas consumidas que independem do número de dias que o paciente esteve internado na clínica. Tratam-se de despesas de apoio às atividades de registro na entrada do paciente na clínica e do faturamento na sua saída. Elas correspondem aos gastos com admissão e alta do paciente. Inclui programação para admissão, o próprio processo de admissão, e outras atividades que ocorrem uma única vez por paciente, tais como manutenção de registros médicos, preparação da conta, e várias atividades relacionadas ao processo de alta, preparação da conta, e várias atividades relacionadas ao processo de alta, ainda, uma distribuição por paciente, das despesas de instalações e das despesas indiretas administrativas.

Trata-se, pois, de uma despesa gerada a partir do registro do paciente independente do tempo de sua permanência no hospital. Esses recursos foram acumulados em um centro de atividades denominado de Hospitalização, sendo que o valor dessa despesa acumulada no período de um ano foi de $2,261,652. O direcionador aí aplicado é o número de pacientes e não o número de paciente-dia conforme foi utilizado de forma generalizada pela metodologia tradicional. Essa primeira parcela que é repassada para o custo da estadia do paciente é de $201.93; relação entre o valor acumulado no centro de atividades Hospitalização e o número de pacientes no período.

No que se refere ao segundo grupo de recursos, observa-se que se trata de despesas típicas de hotelaria como quarto/refeições e lavanderia. Abrangem os custos relacionados ao período de estadia do paciente: custos diários do quarto, refeições, necessidades dietéticas, lavanderia, rotinas farmacêuticas, suprimentos médicos e cirúrgicos, etc.

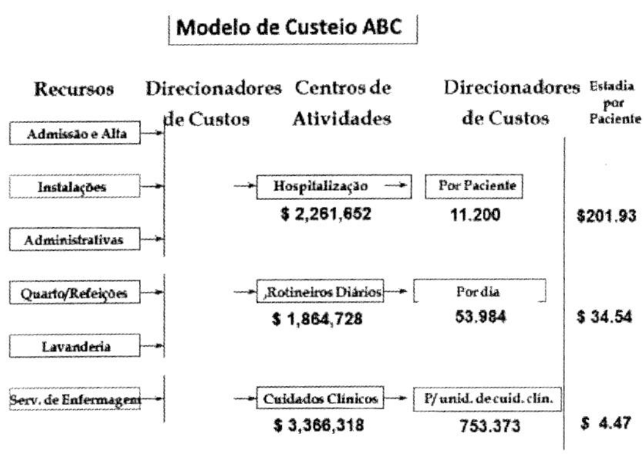

Figura 4

Essas despesas foram acumuladas em um centro de atividades denominado de Rotineiros Diários. O direcionador de custos a ser usado nesse caso é realmente o número de dias que o paciente esteve internado. Tratam-se, pois, de despesas em nível de unidade. O valor dessa segunda parcela de custo é então de $34.54; relação entre o valor acumulado no centro de atividades Rotineiros Diários e o número de paciente-dia no período.

O terceiro grupo de recursos se refere aos serviços efetivos de enfermagem aplicados a cada paciente. Abrangem os custos dos cuidados diretamente aplicados no paciente em razão do diagnóstico, procedimentos cirúrgicos e dos pontos de progresso do paciente voltados para sua recuperação. O centro de atividades que agrega esses recursos foi denominado de Cuidados Clínicos. O direcionador de custos aí utilizado é o número de cuidados clínicos aplicados, tendo se chegado durante o ano a um total de 753.373 unidades de cuidados clínicos. Essa unidade traduz um índice criado pela clínica, de forma tal que uma unidade clínica representa 7,5 minutos de serviços de enfermagem. O direcionador de custos utilizado foi o número de unidades clínicas necessárias, de tal forma que se chegou para a terceira parcela de custos, a um valor de $4.47 - relação entre o valor acumulado no centro de atividades Cuidados Clínicos e o número de unidades clínicas no período.

Com a finalidade de comparar os resultados por ambas as sistemáticas (ABC e Tradicional) observem-se as simulações apresentadas, na figura 5, para um paciente que somente passou um dia hospitalizado, e outro que ficou dez dias hospitalizado (Para efeito de comparação, considerou-se uma necessidade de cinco unidades clínicas por dia).

Para um paciente que passa poucos dias hospitalizado, a tendência é a de que o hospital estará subcusteando as despesas consumidas por tal paciente. Ao contrário, se o paciente necessitar de um número maior de dias de hospitalização, o hospital estará supercusteando as despesas do paciente e consequentemente o valor a ser faturado. O paciente de longa estadia (usualmente pacientes mais idosos e por isso mais doentes, e provavelmente menos dotados economicamente) estará pagando, proporcionalmente, uma grande parcela das despesas de admissão/alta, subsidiando a hospitalização dos pacientes de curta estadia.

Custeio Tradicional	Custeio ABC
01 Dia 1 x $138.79 = 138.79	1 x $201.93 = 201.93 (Hospitalização) 1 x $ 34.54 = 34.54 (Rotineiros Diários) 5 x $ 4.47 = 22.35 (Cuidados Clínicos) 258.82
10 Dias 10 x $138.79=1,387.90	1 x $201.93 = 201.93 (Hospitalização) 10 x $ 34.54 = 345.40 (Rotineiros Diários) 50 x $ 4.47 = 223.05 (Cuidados Clínicos)770.83

Figura 5

Por outro lado, ainda no atual sistema tradicional de rateio por paciente-dia, se o paciente precisa de menos cuidados médicos acaba pagando o mesmo que os de doenças críticas, no que se refere aos custos dos serviços indiretos.

3.2.1.3 Aplicação 3: Custeio ABC em uma Clínica de Diálise Renal

O presente exemplo se inspira no trabalho de West e West (1998), e adaptado em Cogan (2022), onde foram analisados os resultados de aplicação do custeio ABC a dois tratamentos alternativos em uma clínica de diálise renal. Segundo esses autores, nos USA o custeio preciso dos serviços de saúde não se tornou uma grande preocupação para a maioria das organizações de saúde até os anos 80. Antes de 1983, a maioria dos profissionais de saúde operava com base em pagamento retrospectivo[2]. Essencialmente, eles poderiam definir seus próprios preços ou aumentar os serviços para maximizar as receitas e aumentar os lucros. Devido às tendências inflacionárias presentes na maioria dos sistemas retrospectivos de reembolso, o Medicare[3] implementou um sistema de pagamento prospectivo

2 O modelo prospectivo de pagamento é assim chamado em função de que a despesa com saúde é conhecida antes que o procedimento médico ocorra. Exemplos de modelos prospectivos são pagamentos por salário e por capitação. Já no modelo retrospectivo, as despesas de saúde somente são conhecidas após a ocorrência do ato. O modelo *fee-for-service*, ou seja, pagamento por procedimento é um modelo retrospectivo.

3 Sistema público de reembolso utilizado nos EUA

baseado em Grupos Relacionados ao Diagnóstico (DRG´s)[4]. Sob este novo sistema, os hospitais receberiam um pagamento fixo (receita) com base no DRG do paciente, e não sobre os serviços ou o custo dos serviços prestados. A importância de conhecer os custos dos serviços, e reduzir esses custos, aumentou em resposta a esse sistema de pagamento prospectivo. Somente se os pagamentos DRG excedessem os custos, os hospitais teriam lucros (WEST e WEST, 1998).

Clínica de diálise analisada

Trata-se de uma clínica cuja receita líquida é de R$1.368.732,00, em receita bruta de R$ 9.714.000,00. Dois são os produtos aí desenvolvidos: Hemodiálise (HD) que exige que os pacientes visitem uma clínica de diálise três vezes por semana, onde recebem tratamentos usando equipamento dialisador. E, alternativamente, a Diálise Peritoneal (PD) que permite aos pacientes administrar seus próprios tratamentos diariamente em casa. O HD usa equipamentos intensivos, tratamentos na clínica que consomem mais recursos da clínica do que PD. Os pacientes que usam PD selecionam uma clínica para monitorar seu status e ajudar a solicitar os suprimentos necessários para esse tratamento. Segue-se uma análise comparativa dos custos utilizando a metodologia tradicional do RCC (relação custo-receita) e em seguida pelo custeio ABC.

Essa clínica atende aproximadamente 102 pacientes com HD e 62 pacientes com PD. As receitas associadas a HD e PD foram de R$6.006.000,00 e R$3.708.000,00, respectivamente. O número de tratamentos de HD e de PD são respectivamente, de 14.300 e 20.600.

São cinco as categorias de despesas que incidem: Suprimentos padrão (drogas e seringas), Suprimentos episódicos (para tratar infecções, monitorar o estado de saúde ou gerenciar problemas especiais), Despesas gerais (ocupação e administração), Equipamento durável (depreciação e manutenção), e Serviços de enfermagem (enfermeira registrada, enfermeira prática licenciada, administração de enfermagem e técnicos de máquinas de diálise).

A tabela 1 apresenta os custos agregados alocados por tipo de produto, HD e PD, usando a relação entre custo e receita RCC. A informação relativa ao custo do tratamento é estimada nos departamentos ao aplicar RCC (custos indiretos + encargos totais) às receitas de tratamento. O RCC incentiva a busca de tipos

4 Diagnosis Related Groups (DRG´s) – um sistema de classificação de pacientes de acordo com o tipo de doença. Foi desenvolvido por pesquisadores da Universidade de Yale e atualmente contém mais de 500 categorias de doenças ou grupos, mutuamente exclusivos e exaustivos. O sistema prospectivo de pagamento da Medicare (USA) é baseado no DRG (Ernst & Whinney, 1983).

de tratamento altamente reembolsados e estratégias de maximização de receita. Três são os pressupostos ao aplicar o RCC: (i) os custos indiretos compreendem um centro de custo único, (ii) as taxas de reembolso refletem a intensidade do tratamento, e (iii) cada tipo de tratamento consome custos indiretos na mesma proporção. Controlar os custos é menos importante usando o RCC, desde que as receitas totais excedam os custos totais porque cada procedimento e atividade são percebidos como lucrativos. Os DRG´s do Medicare desafiaram a validade desses pressupostos, assim como os contratos de cuidados de saúde e capitação[5].

Tabela 1 - Análise de Lucratividade Usando RCC

Demonstrativo de Resultados	Total	HD	PD
Receitas:			
Número de pacientes	164	102	62
Número de tratamentos	34.900	14.300	20.600
Total de receitas	R$ 9.714.000,00	R$ 6.006.000,00	R$ 3.708.000,00
Custos de serviços analisados			
Suprimentos padrão (1)	R$ 1.994.700,00	R$ 1.537.857,00	R$ 456.843,00
Suprimentos episódicos (1)	R$ 932.115,00	R$ 296.040,00	R$ 636.075,00
Custos de serviços não analisados			
Despesas gerais (2)	R$ 2.357.475,00 →		
Equipamento (2)	R$ 411.138,00 →	R$ 3.350.137,00	R$ 2.068.316,00
Serviços de enfermagem (2)	R$ 2.649.840,00 →		
Total de custos dos serviços	R$ 8.345.268,00	R$ 5.184.034,00	R$ 3.161.234,00
Resultado líquido	R$ 1.368.732,00	R$ 821.966,00	R$ 546.766,00
Lucro (Prejuízo) do Nível de Tratamento Usando RCC		HD	PD
Receita média por tratamento		R$ 420,00	R$ 180,00
Custo médio por tratamento		R$ 362,52	R$ 153,46
Lucro (Prejuízo) por tratamento		R$ 57,48	R$ 26,54
(1) Suprimentos foram identificados com cada tipo de tratamento			
(2) Despesas gerais, equipamento e serviços de enfermagem foram alocados entre HD e PD conforme a metodologia RCC (relação custo-receita), e computado como segue:			
Taxa RCC: (R$2.357.475,00 + R$411.138,00 + R$2.649.840,00) / R$9.714.000,00 (receitas) = 55,78%			
Custos HD: R$6.006.000,00 (receitas HD) * 55,78 = R$3.350.147,00 (arredondado)			
Custos PD: R$3.708.000,00 (receitas PD) * 55,78% = R$2.068.322,00 (arredondado)			
Valores em números e moedas, apenas, ilustrativos			

Fonte: West e West (1998)

A tabela 1 ilustra o impacto do uso do RCC no desempenho financeiro percebido. Os custos indiretos foram alocados para os procedimentos HD e PD. A taxa de alocação de RCC de 55,78% (com arredondamento) é calculada dividindo os custos indiretos (não analisados) R$5.418.453,00 (despesas gerais, equipamentos

5 Capitação é mais frequente na remuneração do profissional médico do que naquelas voltadas ao hospital ou clínica. Nesse modelo, o prestador recebe um valor fixo para cada beneficiário assistido numa determinada região, pela qual passa a se responsabilizar. Todo atendimento desta população fica a cargo do prestador que deve gerenciar a utilização dos recursos em saúde. O risco arcado pelo prestador é maior e necessita de maior controle tanto por parte da operadora quanto do prestador (BALZAN, 2000).

duráveis e serviços de enfermagem) pela receita total de R$9.714.000.000. Os custos indiretos são então alocados para HD e PD com base nas receitas relativas geradas pelos dois tipos de tratamento. Com o RCC, por definição, ambos os tipos de tratamento são lucrativos porque a clínica é lucrativa. Mas os tratamentos de HD parecem ser mais do que duas vezes mais lucrativos (HD =R$57,48 e PD = R$26,54). Quando a taxa de alocação de RCC é aplicada às receitas de HD, R$ 3.350.137,00 (R$6.006.000,00 * 55,78%) do custo indireto total é atribuído a HD. Os custos indiretos remanescentes, de R$2.068.316,00, são alocados para PD usando o mesmo RCC (R$3.708.000,00 * 55,78%).

Essas diferenças na rentabilidade do tratamento podem ter várias implicações operacionais. Por exemplo: (i) os médicos poderiam prescrever HD em vez de PD com base em ganhos percebidos; (ii) a equipe de clínicas pode criticar a PD como menos lucrativa do que HD; e (3) os gerentes podem desconfiar ainda mais do seu método de custeio existente. Quando os gerentes reconhecem que a identificação específica de suprimentos fornece informações melhores do que o total de custos agregados, eles também podem reconhecer que o RCC pode não refletir verdadeiramente como os tratamentos alternativos consomem os outros recursos de uma instalação. Assim, o ABC foi procurado para aumentar a precisão do cálculo de custos.

<u>Implementando o custeio ABC na aplicação em análise</u>

O objetivo do ABC é obter estimativas mais precisas, do que a análise tradicional dos custos (recursos) consumidos na entrega do tratamento. Essencialmente, custeio ABC assume que uma organização incorre em custos para adquirir os recursos necessários para entregar seus produtos ou serviços. Um dos desafios ao aplicar o ABC nos cuidados de saúde é a identificação dos direcionadores de custos apropriados. As tabelas 2 e 3 mostram essa aplicação.

No caso, os serviços de enfermagem e os equipamentos duráveis são agregados e não são submetidos a uma análise ABC. A equipe da clínica, no entanto, acreditava que o atual sistema de custeio do RCC atribuía os custos de HD e PD de maneira incorreta. Em vez disso, com base em sua experiência e julgamento, a equipe indicou que HD e PD consumiram esses recursos em um relacionamento de 85:15, respectivamente, ou seja, a estimativa do tempo de enfermagem gasto em HD e PD seria de 85% e 15%, repectivamente. Para o recurso equipamento foi usado o mesmo direcionador do recurso serviços de enfermagem.

Tabela 2 - Análise de Lucratividade Usando o Custeio ABC			
Demonstrativo de Resultados	**Total**	**HD**	**PD**
Receitas:			
Número de pacientes	164	102	62
Número de tratamentos	34.900	14.300	20.600
Total de receitas	R$ 9.714.000,00	R$ 6.006.000,00	R$ 3.708.000,00
Custos de serviços analisados			
Suprimentos padrão (1)	R$ 1.994.700,00	R$ 1.537.857,00	R$ 456.843,00
Suprimentos episódicos (1)	R$ 932.115,00	R$ 296.040,00	R$ 636.075,00
Despesas gerais (2)	R$ 2.357.475,00	R$ 1.399.876,00	R$ 957.599,00
Custos de serviços não analisados			
Equipamento (3)	R$ 411.138,00	R$ 349.467,00	R$ 61.671,00
Serviços de enfermagem (3)	R$ 2.649.840,00	R$ 2.252.364,00	R$ 397.476,00
Total de custos dos serviços	R$ 8.345.268,00	R$ 5.835.604,00	R$ 2.509.664,00
Resultado líquido	R$ 1.368.732,00	R$ 170.396,00	R$ 1.198.336,00
Lucro (Prejuízo) do Nível de Tratamento Usando RCC		**HD**	PD
Receita média por tratamento		R$ 420,00	R$ 180,00
Custo médio por tratamento		R$ 408,08	R$ 121,83
Lucro (Prejuízo) por tratamento		R$ 11,92	R$ 58,17
(1) Suprimentos foram identificados com cada tipo de tratamento			
(2) Despesas gerais foram alocadas entre HD e PD pela metodologia ABC, conforme mostrado na tabela 3			
(3) Equipamento e serviços de enfermagem foram alocados baseados na estimativa do tempo de enfermagem usados na clínica:			
Custos HD: R$2.649.840,00 * 85% (estimativa de tempo de enfermagem gasto em HD) = R$2.252.364,00			
Custos PD: R$2.649.840,00 * 15% (estimativa de tempo de enfermagem gasto em PD) = R$397.476,00			
Valores em números e moedas, apenas, ilustrativos			
			Fonte: West e West (1998)

Os custos indiretos classificados como despesas gerais, conforme tabela 3, são decompostos em quatro conjuntos de custos separados com os direcionadores de custos apropriados para cada conjunto. Esses conjuntos são: Custos de facilidades (aluguel e depreciação) sendo o direcionador utilizado, metro quadrado; Equipes administrativas e de suporte (incluindo benefícios) sendo o direcionador utilizado, número de pacientes; Sistema de comunicação e registros médicos sendo o direcionador utilizado, número de tratamentos (comunicação e registros médicos); Utilidades sendo o direcionador consumo estimado em kilowatt.

Tabela 3 - Análise das Despesas Gerais pelo ABC			
Categorias de centros de custos das despesas gerais	**Total**	**HD**	**PD**
Custos de facilidades (aluguel, depreciação)(1)	R$ 699.678,00	R$ 440.845,00	R$ 258.833,00
Equipes administrativos e de suporte (incluindo benefícios)	R$ 1.064.046,00	R$ 661.785,00	R$ 402.261,00
Sistemas de comunicação e registros médicos	R$ 471.657,00	R$ 193.467,00	R$ 278.190,00
Utilidades	R$ 122.094,00	R$ 103.779,00	R$ 18.315,00
Despesas gerais	R$ 2.357.475,00	R$ 1.399.876,00	R$ 957.599,00
Direcionadores de custos (correspondentes aos centros de custos):	**Total**	**HD**	**PD**
Metro quadrado (custos de facilidades)	2.787	1.756	1.031
Número de pacientes (salários administrativos e suporte)	164	102	62
Número de tratamentos (comunicação e registros médicos)	34.900	14.300	20.600
Consumo estimado kilowatt (utilidades)	662.700	563.295	99.405
(1) Exemplo de alocação de custos de facilidade usando o ABC:			
Custos HD: R$699.678,00 * (1.756 M2 / 2.787 M2 total) = R$440.844,00 (arredondado)			
Custos PD: R$699.678,00 * (1.031 M2 / 2.787 M2 total) = R$258.833,00 (arredondado)			
Valores em números e moedas, apenas, ilustrativos			
			Fonte: West e West (1998)

Três premissas são feitas no desenvolvimento de informações de custo de tratamento sob o ABC. Primeiro, os suprimentos efetivamente são atribuídos a tratamentos individuais. Em consonância com muitos programas de gerenciamento de inventário nos hospitais, a clínica se concentrou em como os suprimentos estavam sendo usados na entrega do tratamento. Em segundo lugar, uma análise ABC das despesas gerais proporciona uma melhor compreensão do consumo de recursos do que uma alocação típica do RCC com base nas receitas relativas. Em terceiro lugar, as estimativas da equipe de clínicas sobre o consumo de recursos de serviços de enfermagem e equipamentos duráveis são mais precisas do que a alocação de RCC.

Com base nessas premissas, a demonstração de resultados revisada mostrada na Tabela 2 indica que HD é significativamente mais dispendioso do que PD, e a lucratividade do HD (R$11,92) é cerca de um quinto da lucratividade do PD (R$58,17), oposta ao relatado pela metodologia RCC.

3.2.1.4 Aplicação 4: Custo do paciente levando em conta as demandas de gravidade

A presente aplicação foi adaptada em (Hansen et al. 2001): O Centro Médico Águas Claras opera uma unidade de tratamento cardiológico. Atualmente todos os pacientes são debitados na mesma taxa de paciente para os serviços de tratamento diário. Os serviços de tratamento diário são amplamente definidos como ocupação e cuidados de enfermagem. No entanto, um estudo recente revelou vários resultados interessantes. Primeiro, as demandas que os pacientes colocam nos serviços de cuidados diários variam com a gravidade do caso que está sendo tratado. Segundo, a atividade de ocupação é uma combinação de duas atividades: alojamento e uso de equipamentos de monitoramento. Uma vez que alguns pacientes exigem mais monitoramento do que outros, essas atividades deveriam ser separadas. Terceiro, a taxa diária deveria refletir a diferença nas demandas resultantes das diferenças nos tipos de pacientes.

Para computar uma taxa diária que refletisse as diferenças em demandas, os pacientes foram colocados em três categorias, de acordo com a gravidade da doença, e os seguintes dados anuais foram coletados:

Atividade	Custo da Atividade	Direcionador de Atividade	Quantidade
Alojar	$ 950.000	Dias de paciente	7.500
Monitorar	700.000	No. de aparelhos de monitoramento usado	10.000
Alimentar	150.000	Dias de paciente	7.500
Cuidar	1.500.000	Horas de enfermagem	75.000
	$ 3.300.000		

São fornecidas, também, as demandas associadas com a gravidade da doença:

Gravidade	Dias de Paciente	Aparelhos de monitoramento	Horas de Enfermagem
Alta	2.500	5.000	45.000
Média	3.750	4.000	25.000
Baixa	1.250	1.000	5.000

Considerando essas duas tabelas anteriores e supondo que os custos de cuidados diários sejam atribuídos usando apenas dias de paciente como o direcionador de atividades ter-se-á: $3.300.000 / 7.500 = $ 440 /dias de paciente

Contudo, para se levar em conta a gravidade da doença (alta, média e baixa) chega-se ao quadro abaixo:

Atividade	Gravidade Alta	Gravidade Média	Gravidade Baixa	Quantidade Alta	Quantidad Média	Quantidade Baixa	Direcionador de Atividade
Alojar	$ 316.617	$ 475.000	$ 158.333	2.500	3.750	1.250	Dias de paciente
Monitorar	350.000	280.000	70.000				No. de aparelhos de
				5.000	4.000	1.000	monitoramento usados
Alimentar	50.000	75.000	25.000	2.500	3.750	1.250	Dias de paciente
Cuidar	900.000	500.000	100.000	45.000	25.000	5.000	Horas de enfermagem
	$ 1.616,667	$1 .330.000	$ 353.333				

Onde no quadro $316.617 representa: $950.000 *2.500/7.500;
$475.000 representa $950.000 *3.750/7.500;
$158.333 representa $950.000 *1.250/7.500;
$350.000 representa $700.000 *5.000/10.000;
$280.000 representa $700.000 *4.000/10.000;
$70.000 representa $700.000 *1.000/10.000;
$50.000 representa $150.000 * 2.500/7.500;
$75.000 representa $150.000 * 3.750/7.500;
$25.000 representa $150.000 * 1.250/7.500;
$900.000 representa $1.500.000 * 45.000/75.000;
$500.000 representa $1.500.000 * 25.000/75.000;
$100.000 representa $1.500.000 * 5.000/75.000;

Se igualmente se considerar que os custos de cuidados diários sejam atribuídos usando apenas dias de paciente, como direcionador de atividades, ter-se-á:
Gravidade Alta: $1.616.667 / 2.500 = $ 646,66 /dias de paciente
Gravidade Média: $1.330.000 / 3.750 = $ 354,667 /dias de paciente
Gravidade Baixa: $353.333 / 1.250 = $ 282,66 /dias de paciente

Conclusão

O custeio ABC surgiu com a proposta de melhorar a questão dos rateios volumétricos distorcidos da contabilidade de custos tradicional. Introduziu o conceito de centro de acumulação de custos por atividades que se contrapõem aos centros de custos funcionais/verticais da contabilidade tradicional. Outro conceito importante é representado pelos direcionadores de custos que distribuem os custos dos materiais para os centros de atividades e desses para os produtos/

serviços/objetos de custos procurando a base causal dentro de uma relação de custo-benefício. Busca uma melhor distribuição dos custos/despesas indiretas, quando comparado com a contabilidade tradicional, na tentativa de corrigir os produtos super e subcusteados.

Assim, na área de Saúde sugere-se analisar o custo de atendimento de um paciente que veio para um procedimento de emergência, em um primeiro momento. Em seguida, com o conhecimento obtido, pode-se avançar rapidamente para as próximas etapas, como o custeio da linha de serviço.

O capítulo enfatiza, pois, a utilização da metodologia do ABC na área de cuidados para saúde.

Questões para Análise e Discussão

1ª questão: Uma clínica de diálise desenvolve dois procedimentos: Hemodiálise (HD) e Diálise Peritoneal (PD). Essa clínica atende aproximadamente 102 pacientes com HD e 62 pacientes com PD. As receitas associadas a HD e PD foram de R$1.860.287,00 e R$1.146.488,00, respectivamente. O número de tratamentos de HD e de PD são respectivamente, de 14.343 e 20.620. Os suprimentos padrão (são de R$512.619,00 para HD e R$152.281,00 para PD. Os suprimentos episódicos são de R$98.680,00 para HD e R$212.025,00 para PD.

Os serviços não analisados referem-se às Despesas gerais (valor total de R$785.825,00), Equipamentos (valor total de R$137.046,00), e Serviços de enfermagem (valor total de R$883.280,00).

O total dos custos dos serviços é, pois, de R$2.781.746 e o resultado líquido de R$225.029,00.

Pede-se:

a. 1ª Suposição: Considere que os serviços não analisados Despesas gerais (valor total de R$785.825,00), Equipamentos (valor total de R$137.046,00), e Serviços de enfermagem (valor total de R$883.280,00) foram alocados pela metodologia RCC.

Calcule os valores do custo médio por tratamento para HD e PD.

b. 2ª Suposição: Considere que para os serviços não analisados Despesas gerais (valor total de R$785.825,00) foi utilizado o custeio ABC. Foram analisados 4 categorias: Custos de facilidades (valor

R$233.226,00) sendo o direcionador utilizado, metro quadrado (1.890m2 para HD e 1.100m2 para PD); Equipes administrativas e de suporte (valor R$354.682,00) sendo o direcionador utilizado, número de pacientes (102 para HD e 62 para PD); Sistema de comunicação e registros médicos (valor de R$157.219,00) sendo o direcionador utilizado, número de tratamentos (14.343 para HD e 20.624 para PD); Utilidades (valor de R440.698,00) sendo o direcionador consumo estimado em kilowatt (sendo 563.295 para HD e 99.405 para PD).

Para os outros dois serviços não analisados: Equipamentos (valor total de R$137.046,00), e Serviços de enfermagem (valor total de R$883.280,00) foram distribuídos para HD e PD segundo estimativa de tempo de enfermagem: 85% para HD e 15% para PD.

Calcule os valores do custo médio por tratamento para HD e PD

c. 3ª Suposição: Considere, ainda no Custeio ABC, o valor obtido para Despesas Gerais no item b anterior (com as 4 categorias de subatividades). Para os dois outros serviços: Equipamentos (valor total de R$137.046,00), e Serviços de enfermagem (valor total de R$883.280,00), ao invés de usar rateio 85%:15%, considere o seguinte:
   1. Serviços de enfermagem (valor total de R$883.280,00); foi analisado segundo subatividades:
      Enfermeiras registradas (R$239.120,00); direcionador no. de enfermeiras registradas: 5(HD) e 2(PD).
      Enfermeiras práticas licenciadas (R$404.464,00); direcionador no. de enfermeiras práticas: 15(HD) e 4(PD).
      Suporte e administração de enfermagem (R$115.168,00); direcionador no. de tratamentos: 14.343(HD) e 20.624(PD).
      Operação de máquina dialisador (R$124.928,00); direcionador no. de tratamentos: de dialisador: 14.343(HD).
   2. Equipamentos (valor total de R$137.046,00) foi distribuído, para HD e PD, utilizando os mesmos rateios obtidos para Serviços de Enfermagem.

Calcule os valores do custo médio por tratamento para HD e PD.

2ª questão: Para a clínica Bons Cuidados S. A., calcule os custos unitários dos procedimentos: Raio-X do Tórax e Tomografia Computadorizada (TC). Os seguintes dados são fornecidos:

Raio-X do Tórax: Mão de obra e material = R$80.000,00; Número de unidades = 50.000;

Tomografia Computadorizada: Mão de obra e material = R$140.000,00. Número de Unidades = 10.000;

Custos Indiretos: Departamento administrativo = R$800.000,00; Administrativo do hospital = R$672.642,00; Depreciação = R$280.000,00; Limpeza = R$128.600,00; Manutenção = R$295.400,00;

Direcionadores de Custos: Departamento administrativo e Administrativo do hospital (% de Salários em R$, sendo 70% para Raio-X e 30% para TC); Depreciação e Limpeza (% de Metros quadrados, sendo 40% para Raio-X e 60% para TC); Manutenção (% de Horas de Manutenção, sendo 20% para Raio-X e 80% para TC)

Referências Bibliográficas

BALZAN, M. V. O perfil dos recursos humanos do setor de faturamento e seu desempenho na auditoria de contas de serviços médico-hospitalares. Dissertação de Mestrado, 93p. São Paulo: EAESPIFGV, 2000.

COGAN, S. *Gestão Contemporânea de Custos – Formação e Prática.* Rio de Janeiro: Editora Ciência Moderna, 2022.

COOPER, R.; KAPLAN, R. S. *The Design of Cost Management* Systems*: Text, Cases and Readings.* Prentice-Hall, Englewood Cliffs, N. J, 1991.

ERNST AND WHINNEY. *The revised DRG's : their importance in Medicare payments to hospitals.* Cleveland USA, 1983.

HANSEN, D. R.; MOWEN, M. M.; GUAN, L. *Cost Management: Accounting & Control.* 6th edition, Cengage Learning, 2009.

WEST, T.D.; WEST, D. A. Applying ABC to healthcare. *Management Accounting;* Feb; 78, 8; ABI/INFORM Collection pg. 22, 1997.

YOUNG, W. W. The folly of using RCC`s and RVU`s for intermediate product costing: a hospital that does not have an activity-based costing system could be putting its financial viability at considerable risk. *Healthcare Financial Management.* 2007.

Capítulo 4

Custeio Baseado-em-Atividades Orientado ao Tempo (TDABC)

4.1 Generalidades

Muitos hospitais implementaram o custeio ABC na década de 1990, mas assim como o ABC implementado em outros ramos de negócios, não era sustentável como um método de cálculo de custos a longo prazo. O custeio baseado em atividades e tempo (TDABC) foi sugerido pela primeira vez para o setor de saúde em 2011 por Kaplan e Porter (2011), quando, então, o valor dos cuidados de saúde, foi proposto por eles para ser o foco para medição na área de saúde (HUANG, 2016).

À medida que a tecnologia evoluiu e as estratégias das empresas mudaram de um foco de produção em massa para um foco no serviço ao cliente na década de 1980, o custeio tradiconal proporcionou custos menos precisos porque o conteúdo direto de mão de obra dos produtos diminuiu (KAPLAN e ANDERSON, 2007). Outras deficiências dos métodos convencionais de custeio incluem subsídios cruzados em todos os serviços, incapacidade de alocar os custos indiretos com precisão e de fornecer informações para maximizar o lucro. Nos cuidados de saúde, os subsídios cruzados ocorrem quando os prestadores são reembolsados de forma mais generosa por alguns serviços e podem sofrer perdas por outros serviços.

O surgimento do Custeio Baseado em Atividades foi uma tentativa de resposta a essa questão, rastreando os custos para as atividades realizadas por mão de obra direta, bem como recursos compartilhados na organização (por exemplo, Recursos Humanos, Tecnologia da Informação, etc.) e, em seguida, atribuindo custos das atividades aos produtos/serviços. As informações de custo e lucratividade passaram a ser mais precisas para ajudar as empresas a tomar melhores decisões (KAPLAN e ANDERSON, 2007).

No entanto, a taxa de adoção de ABC tem sido baixa e muitas empresas que adotaram o ABC tiveram que abandonar o sistema depois de alguns anos porque o processo de levantamento de informações é demorado e dispendioso, o sistema é difícil de atualizar e não reconhece a capacidade ociosa ou não utilizada (KAPLAN e ANDERSON, 2007). O Custeio Baseado em Atividades com Tempo (TDABC) foi desenvolvido em 2004 por Kaplan e Anderson. Consiste em calcular um custo unitário de capacidade de fornecimento (Taxa de custo de capacidade) e estimar o tempo gasto na realização de uma atividade.

Em vez de pesquisar funcionários, conforme preconiza o ABC, para estimar a <u>porcentagem de tempo</u> que gastam em diferentes atividades, a questão é <u>quanto tempo</u> gastam em cada atividade.

O custeio TDABC permite vários direcionadores por atividades usando equações de tempo. Por exemplo, nem todos os pacientes necessitam do mesmo tempo para registro, por exemplo, alguns pacientes podem precisar de assistência linguística. Em vez de criar duas atividades em um sistema ABC: registro com assistência linguística e registro sem assistência linguística, uma equação única pode ser criada em um Sistema TDABC, exemplo: tempo de registro por paciente igual a 5 minutos para registrar um paciente, e mais 5 minutos de assistência linguística, se for necessário.

Em vez de pesquisar regularmente com os funcionários sobre as atividades que realizam e a porcentagem do tempo gasto em cada uma dessas atividades, o TDABC estima o custo de uma perspectiva de processo e as atividades envolvidas em cada processo.

São propostos sete passos para calcular os custos TDABC do tratamento de pacientes: (1) selecionar a condição médica, (2) definir a cadeia de valor de atendimento, (3) elaborar mapas de processo de cada atividade no atendimento ao paciente, (4) obter estimativas de tempo para cada processo, (5) estimar o custo do fornecimento de recursos de cuidados ao paciente, (6) estimar a capacidade prática de cada recurso e calcular a taxa de custo de capacidade e, (7) calcular o custo total ao longo do ciclo de cuidados de cada paciente (KAPLAN & PORTER, 2011).

A maioria dos estudos sobre o TDABC nos cuidados de saúde foram conduzidos para a implementação do TDABC em um projeto ou nível departamental e poucas pesquisas foram realizadas sobre como implementar o TDABC em toda a instituição.

A estimativa do custo verdadeiro para a prestação de cuidados de saúde é um processo complexo e complicado. A porcentagem do PIB (Produto Interno

Bruto) atribuído aos gastos com cuidados de saúde e as despesas com cuidados de saúde per capita refere-se à perspectiva do pagador - quanto os indivíduos, o governo ou as seguradoras privadas pagam aos provedores (HUANG, 2016).

Uma vez que o processo é estudado e as atividades bem como o tempo que realizam essas atividades, são identificados, essas estimativas de tempo não serão alteradas com frequência, a menos que um novo sistema de tecnologia de informação (TI), ou uma nova tecnologia seja implementada, ou uma regulação, ou mudança de política aconteça. Portanto, é mais fácil manter um sistema TDABC do que um sistema ABC. Além disso, o TDABC leva em consideração a capacidade não utilizada e recursos ociosos; portanto, proporciona o benefício de uma melhor gestão na utilização de recursos (HUANG, 2016).

Quando surgiu, o custeio ABC representou um importante passo em relação à problemática dos rateios arbitrários da contabilidade tradicional. Mais tarde, contudo, algumas dificuldades foram detectadas nas aplicações do custeio ABC por sua complexidade e outras dificuldades de implementação. Tendo isso em conta Robert Kaplan, um dos autores do ABC, juntamente com Steven Anderson, em 2004, apresentaram uma nova abordagem do ABC: o TDABC (Time-Driven Activity Based Costing), para procurar sanar esses problemas observados.

A principal diferença do TDABC em relação ao ABC é que os indutores de transação anteriormente apresentados deixam de ser considerados em termos unitários para ser considerado o tempo despendido na execução de cada transação. Além disso, não é necessário grande rigor na determinação dos referidos tempos, bastando uma aproximação ou estimativa. Assim esse sistema deixa de ser complexo e caro de implementar e torna-se uma ferramenta da qual se obtém informação pertinente, tempestiva e barata. O TDABC pode, assim, ser implementado num espaço de tempo muito menor, sendo necessário apenas estimar dois parâmetros: o tempo necessário para executar uma tarefa e o custo da unidade de tempo (hora, minuto...) (KAPLAN E ANDERSON, 2004).

Para estimar a capacidade prática da entidade (o tempo previsto que os trabalhadores trabalham efetivamente, sem tempo ocioso), considera-se cerca de 80% a 85% da capacidade teórica, o que corresponde cerca de 32 a 35 horas para 40 horas semanais, ou, se for possível, calcula-se esse valor para um caso concreto. Os restantes 15% a 20% são atribuídos a pausas, chegadas e partidas, comunicações e intervalos de tempos para treinamento. Para as máquinas e equipamentos, estima-se uma diferença de aproximadamente 15% entre a capacidade teórica e a prática, atribuindo-se esse tempo a manutenções, reparações e flutuações programadas. Se a capacidade prática estiver longe dos valores corretos, o processo de verificação do TDABC revelará o erro com o tempo (Kaplan e Anderson, 2004). Ao se dividir o custo total de um grupo de recursos representado pela capacidade prática, obtém-se o custo por unidade de tempo.

Tal como o ABC, o TDABC necessita de atualizações para refletir as mudanças nas tarefas (variações nos preços fornecidos ou alteração na eficiência da atividade resultante, por exemplo, da introdução de novas tecnologias que consumam menos tempo ou menos recursos), mas estas podem ser efetuadas facilmente, sem se entrevistarem os colaboradores: basta refazer as estimativas das unidades de tempo necessárias para cada nova atividade e atualizar as taxas dos indutores de custo. (REIS, S. J. L., 2014).

4.2 Aplicações

4.2.1 Comparativo de ABC e TDABC (Adaptado de Huang, 2016)

ABC em Cuidados de Saúde

Conforme mencionado no capítulo anterior, o método de cálculo baseado em atividades ABC aloca os custos dos recursos (exemplo: o salário do médico, o salário da enfermeira, etc.) para as atividades realizadas (exemplo: admitir um paciente, administrar um teste de laboratório, etc.) com base em direcionadores de custos identificados (exemplo: número de admissões, número de testes de laboratório, etc.) e, em seguida, atribui os custos das atividades a um paciente individual ou um episódio de cuidados com base em direcionadores de custos identificados (exemplo: quantas admissões um paciente teve). Esse método envolve o levantamento periódico de funcionários, regularmente, para estimar a porcentagem de tempo gasto em atividades diferentes, e a coleta de dados dos direcionadores de custos. Como também mencionado, o custo para implementar um sistema ABC é alto. Esse sistema foi implementado em alguns hospitais na década de 1990, quando os cuidados gerenciados começaram pela primeira vez (CHAN, 1993; UDPA, 1996; CANBY, 1995). A tabela abaixo mostra um exemplo do ABC para três atividades conduzidas por uma enfermeira registrada (ER).

	Exemplo de ABC em Instituição de Cuidados de Saúde				
Atividade	**% de Tempo Gasto**	**Atribuição de Custo de Enfermeira para a Atividade**	**Quantidade de Atividade**	**Direcionador de Custos**	**Taxa de Direcionador de Custos**
Avaliação de paciente	60%	R$ 78.000 (R$130.000,00*60%)	5.000	Número de visitas de pacientes	R$15,60 por avaliação de paciente
Coordenação de cuidados	20%	R$ 26.000 (R$130.000,00*20%)	3.000	Número de telefonemas para pacientes	R$8,66 por coordenação de cuidados e outros
Documentação	20%	R$ 26.000 (R$130.000,00*20%)	5.000	Número de visistas de de pacientes ambulatoriais	R$5,20 por documentação
					Adaptado de Huang (2016)

Conforme pode ser visto nessa tabela, a enfermeira registrada (ER) avalia o percentual de tempo em que atua nas três atividades: avaliação de paciente, coordenação de cuidados e documentação. Considerando-se o total de recurso de ER no ano, de R$130.000,00, fez-se as distribuições por cada atividade segundo o percentual estimado por ER no desempenho de cada atividade. Considerando-se as quantidades anuais de cada atividade e os respectivos direcionadores de custos chegou-se, pois, às taxas por atividades, conforme explanado na própria tabela apresentada.

TDABC para ambiente de cuidados de saúde

O método TDABC identifica o custo do recurso (por exemplo, rendimentos do médico, enfermeira, etc) e utiliza a capacidade prática, que é definida como a quantidade de tempo que um funcionário pode trabalhar desconsiderando o tempo de inatividade (excluindo tempo de férias, tempo de educação continuada, almoço, etc.). Um custo unitário de capacidade de prestação do serviço (Taxa de custo de capacidade) é calculado como custo de recursos, dividido pela capacidade prática (por exemplo: R$1,30 por minuto. Então, Capacidade prática = R$130.000,00/60min * 40hs/sem * 52sem * 0,8 = R$1,30 por minuto, para a enfermeira). No caso, utilizou-se aplicação de 80 a 85% para obtenção da capacidade prática, conforme recomendação de Kaplan e Anderson (2007).

O custo de uma atividade é obtido multiplicando o tempo gasto realizando uma atividade pelo custo unitário da capacidade de fornecimento do serviço. Esse método reconhece a capacidade não utilizada e os recursos inativos para os gerentes melhor gerenciarem a utilização desses recursos.

A tabela, que segue, ilustra um exemplo de TDABC para a enfermeira registrada (ER) de uma instituição de saúde.

Atividade	Unidade de Tempo Gasto para desempenhar uma atividade (min)	Taxa de Custo de Capacidade de Enfermeira (por minuto)	Quantidade de Atividade	Tempo Total Consumido (minutos)	Custo Total Atribuído
	Exemplo de TDABC em Instituição de Cuidados de Saúde				
Avaliação de paciente	10 min	R$ 1,30 (R$130.000/60*40*52*0,8)	5.000	50.000	R$ 65.000,00
Coordenação de cuidados	3 min	R$ 1,30	3.000	9.000	R$ 11.700,00
Documentação	3 min	R$ 1,30	5.000	15.000	R$ 19.500,00
Total Consumido				74.000	R$ 96.200,00
Total Suprido				99.840	R$ 130.000,00
Capacidade Ociosa				25.840	R$ 33.800,00

Adaptado de Huang (2016)

Os tempos das atividades foram computados considerando-se as quantidades de cada atividade utilizada e chegou-se ao tempo total consumido em minutos (10 min * 5.000 = 50.000 min para avaliação de paciente, por exemplo). Multiplicando-se os tempos totais consumidos pela taxa de R$1,30 chega-se no cálculo pelo TDABC. A taxa de custo de capacidade (R$1,30) pelo tempo total consumido leva a determinação do custo total atribuído a cada atividade. Assim, o total consumido nas três atividades foi de 74.000 min e, comparado com o suprido (99.840min = 60 * 40/sem * 52sem * 0,8), mostra uma capacidade ociosa de 25.840 min, correspondente a R$33.800,00 em valor. Isso permite que a empresa possa administrar/reduzir/eliminar essa ociosidade ao contrário dos resultados mostrados pelo ABC. Um sistema TDABC é mais facilmente mantido e atualizado do que um sistema ABC.

4.2.2 Custeio ABC x Custeio TDABC: Exemplo de Kaplan e Anderson (2007)

Saraiva Júnior (2010), e Cogan (2022) relatam exemplo apresentado por Kaplan e Anderson (2007) para ilustrar as diferenças conceituais entre o TDABC e o ABC tradicional.

Em uma determinada empresa o departamento de serviços ao cliente apresenta despesas operacionais de $ 567,000.00 por trimestre que incluem gastos com pessoal de serviço ao cliente, com supervisores, com tecnologia da informação, com telecomunicações e com ocupação. Os gestores necessitam calcular os custos que cada usuário (cliente) do departamento representa para a empresa. Primeiramente, as atividades que o departamento realiza são mapeadas, e são:

A. Processar pedidos dos clientes;
B. Lidar com dúvidas e queixas dos clientes;
C. Analisar créditos dos clientes.

Para custear as atividades pela ótica do ABC tradicional (1º estágio), é solicitado que os empregados estimem a porcentagem do tempo que eles dedicam às três atividades. Assim, os empregados fazem estimativas tomando como base um horizonte de três a seis meses, e os seguintes percentuais são obtidos: 70% para a atividade A, 10% para a atividade B, e 20% para a atividade C. Dessa forma, as despesas operacionais são alocadas para cada atividade através das porcentagens de tempo. Além disso, são coletadas informações sobre a carga de trabalho de cada atividade durante o semestre, o que trouxe 49.000 pedidos de clientes, 1.400 dúvidas de clientes e 2.500 análises de crédito. De forma a simplificar a análise, considera-se que cada transação executada em cada atividade no departamento consome o mesmo tempo.

Em seguida, são calculadas as taxas de direcionadores de custos das atividades pela visão do ABC tradicional obtendo os valores expressos no quadro que segue:

Atividade	Tempo consumido (%)	Custo atribuído	Quantidade de direcionadores de custo	Taxa do Direcionador de custo
A. Processar pedidos dos clientes	70%	$ 396,.900	49.000	$.8.10 por pedido
B. Lidar com dúvidas e queixas dos clientes	10%	$ 56,700	1.400	$40.50 por ocorrência
C. Analisar créditos dos clientes	20%	$ 113,400	2.500	$45.36 por análise de crédito
TOTAL	100%	$ 567,000	-	-

Taxas do direcionador de custos calculados pela lógica do ABC tradicional.
Fonte: Kaplan e Anderson (2007)

Considerando-se o ABC tradicional, as taxas de direcionadores de custos seriam utilizadas para distribuir as despesas do departamento para cada cliente com base no número de pedidos, de dúvidas/queixas, ou de análises de crédito referentes a cada um deles.

Por outro lado, no TDABC, o 1º estágio de alocação de custos, conforme adotado no ABC, é ignorado, eliminando a necessidade de se alocar os custos do departamento entre as várias atividades por ele executadas. Dessa forma, o TDABC evita o trabalho dispendioso, demorado e subjetivo de pesquisa de atividades do ABC tradicional. Para tanto, usa equações de tempo que, de maneira direta e automática, distribuem recursos de custo das atividades executadas e as transações processadas. Antes disso, a (i) taxa do custo da capacidade para o departamento e o (ii) uso da capacidade por cada transação processada no departamento, são estimados.

O numerador da expressão que calcula o custo da capacidade por unidade de tempo é igual ao custo total da capacidade fornecida pelo departamento, ou seja, $ 567,000.00 por trimestre. O denominador da expressão é obtido através do estudo da capacidade de trabalho real dos empregados do departamento. O departamento possui 28 empregados de linha de frente (executores do serviço) que trabalham, em média, 20 dias por mês (60 dias por trimestre) e que são remunerados com base em 7,5 horas de trabalho por dia. Dessa forma cada empregado está presente no departamento por cerca de 450 horas ou 27.000 minutos por trimestre. No entanto, nem todo tempo remunerado é aproveitado em trabalho produtivo, pois os empregados do departamento passam, aproximadamente, 75 minutos por dia em intervalos, em treinamentos e em formação profissional. Portanto, a capacidade prática de cada empregado é de cerca de 22.500 minutos por trimestre (375 minutos por dia * 60 dias de trabalho por trimestre) e do departamento como um todo é de 630.000 minutos por trimestre para os 28 empregados. De posse dessas informações, a taxa do custo da capacidade para o departamento resulta em:

				$567,000			
Taxa de custo de capacidade =				————		**= $0.90 por minuto**	
				630.000			

A partir da estimação dos tempos médios unitários de execução de cada atividade, o parâmetro segundo do TDABC é calculado. Os tempos estimados são: 8 minutos para processar pedidos dos clientes, 44 minutos para lidar com dúvidas e queixas dos clientes e 50 minutos para analisar créditos dos clientes. A partir da multiplicação desses tempos pela taxa por minuto são calculadas as taxas dos direcionadores de custos das atividades executadas no departamento de serviços ao cliente pela lógica do TDABC. O quadro a seguir apresenta os valores obtidos:

Atividade	Direcionador de custo do TDABC	
	Unidade de tempo (minutos)	Taxa ($0.90 por minuto)
A. Processar pedidos dos clientes	8	$ 7.20
B. Lidar com dúvidas e queixas dos clientes	44	$ 39.60
C. Analisar créditos dos clientes	50	$ 45.00

Taxas do direcionador de custos calculados pela lógica do TDABC
Fonte: Kaplan e Anderson (2007)

Pode-se notar que as taxas dos direcionadores de custo do TDABC são um pouco mais baixas do que as estimadas pelo modelo ABC tradicional. Para encontrar as razões das diferenças, alguns procedimentos são realizados. Primeiramente, o tempo total de serviço executado pela ótica do TDABC é obtido pelo uso da seguinte equação de tempo:

Tempo de serviço aos clientes (minutos)
= 8 * nº de pedidos processados
+ 44 * nº de dúvidas dos clientes
+ 50 * nº de análises de crédito dos clientes

Dessa forma, pode-se calcular tanto o custo total da capacidade efetivamente utilizada para executar as atividades, como também o custo total da capacidade ociosa, como mostra o quadro seguinte:

Atividade	Unidade de tempo (minutos)	Quanti-dade	Total de minutos	Custo total
A. Processar pedidos dos clientes	8	49.000	392.000	$ 352,800
B. Lidar com dúvidas e queixas dos clientes	44	1.400	61.600	$ 55,440
C. Analisar créditos dos clientes	50	2.500	125.000	$ 112,500
Capacidade utilizada	-	-	578.600	$ 520,740
Capacidade não utilizada (8,2%)	-	-	51.400	$ 46,260
TOTAL	-	-	630.000	$ 567,000

Cálculo dos custos das atividades, da capacidade utilizada e da capacidade ociosa
Fonte: Kaplan e Anderson (2007)

Analisando o último quadro pode-se observar que apenas 92% da capacidade prática dos recursos fornecidos (578.600 min dividido por 630.000 min) durante o trimestre são usadas em trabalho produtivo. Como consequência, apenas 92% das despesas (gastos) totais de $567,000 são atribuídas aos clientes durante esse período. Dessa forma, conclui-se que o sistema ABC tradicional superestima os custos de execução das atividades, pois, suas pesquisas sobre distribuição do esforço (de empregados, por exemplo) abrangem tanto os custos de capacidade dos recursos utilizados, como também os custos dos recursos não utilizados. Por sua vez, o TDABC, ao especificar as unidades de tempo para a execução de cada atividade, proporciona informações mais válidas à organização na medida em que possibilita a visualização dos custos e do consumo de recursos (tempo) das atividades, da capacidade efetivamente utilizada e da capacidade ociosa do período.

4.2.3 Custo do Paciente

Adaptado de Kaplan e Porter (2011) e Cogan (2022) mostra-se, a seguir, um exemplo de aplicação do TDABC para a determinação do custo de um paciente em uma visita ambulatorial a uma clínica.

Considere o paciente Alberto, que faz uma visita ambulatorial a uma clínica. Para estimar o total de cuidado do paciente, primeiro identificam-se os processos que ele sofre e os recursos utilizados em cada processo. Assume-se que esse paciente usa um processo administrativo para check-in, registro e obtenção de documentação para reembolso de terceiros; e um processo clínico para tratamento. Apenas três recursos clínicos são, pois, necessários: um administrador (A), um enfermeiro (E), e médico (M).

Inicialmente estima-se a quantidade de tempo (capacidade) que o paciente usa de cada recurso em cada processo. A partir de informações fornecidas pelos três funcionários, sabe-se, então, que o paciente Alberto passou 20 minutos com o Administrador A, 25 minutos com a enfermeira E para um exame preliminar, e 10 minutos com o Médico M para o exame e consulta direta.

Em seguida, calcula-se a taxa de custo de capacidade para cada recurso, ou seja, quanto custa, por hora ou por minuto, para que um recurso esteja disponível para o trabalho relacionado ao paciente, usando a seguinte equação:

$$\textbf{Taxa de Capacidade de Custo} = \frac{\textbf{Despesas Atribuídas ao Recurso}}{\textbf{Capacidade Disponível do Recurso}}$$

O numerador agrega todos os custos associados ao fornecimento de um recurso de cuidados de saúde, com A, E e M.

Começa com a remuneração total de cada pessoa, incluindo salário, impostos sobre a folha de pagamento e benefícios adicionais, tais como seguro de saúde e pensões. Para tanto, adicionam-se os custos de todos os outros recursos associados que permitem que A, E e M estejam disponíveis para atendimento ao paciente. Esses geralmente incluem uma proporção dos custos relacionados à supervisão dos funcionários, o espaço (os escritórios que cada funcionário usa) e o equipamento, a tecnologia da informação e as telecomunicações que cada um utiliza no curso normal do trabalho.

O compartilhamento do custo de supervisão, por exemplo, pode ser calculado com base em quantas pessoas um gerente supervisiona. Os custos do espaço são uma função da área de ocupação e taxas de aluguel; Os custos de tecnologia da informação (TI) são baseados no uso, por indivíduo, de computadores/produtos e serviços de comunicação. Assim, o custo total da enfermeira E seria como segue:

Salário Anual (incluindo benefícios)	R$195.000,00
Custo de Supervisão (10% do custo total da supervisão de enfermagem)	R$ 27.000,00
Ocupação (10 m^2 de espaço a $1,100/m^2/ano)	R$ 11.000,00
Suporte e Tecnologia	R$ 2.200,00
Custo total anual da enfermeira "E"	R$235.200,00

Em seguida calcula-se a disponibilidade para cuidados de saúde da enfermeira E - o denominador da equação de taxa de custo de capacidade. Esse cálculo começa com ano de 365 dias e subtrai-se o tempo que a enfermeira não está disponível para o trabalho. O cálculo para a enfermeira E seria como segue:

Comece com	**365 dias por ano**
menos dias de fins de semana	104
menos dias de férias	20
menos feriados	12
menos dias doente	5
	224 dias disponíveis por ano
Comece com	7,5 horaspor dia disponível
menos paradas programadas	0,5
menos reuniões, treinamento, educação	1
	6 horas disponíveis por dia

A enfermeira E está, portanto, disponível para o trabalho com pacientes 80.640 minutos por ano (6 horas por dia * 60 minutos/dia * 224 dias/ano = 80.640 minutos). Dividindo o custo anual do recurso (R$ 235.200,00) pela capacidade anual (80.640 minutos) dará a taxa de custo de capacidade da enfermeira E = R$2,92 por minuto.

Usando-se raciocínio análogo pode-se simular as seguintes taxas de custo de capacidade para Administrador A e o Médico M, de R$3,25 por minuto e R$15,00 por minuto, respectivamente.

Calcula-se, então, o custo total da visita de Alberto à instalação simplesmente multiplicando a taxa de custo de capacidade de cada recurso pelo tempo (em horas). Alberto gastou usando o recurso e depois somando os componentes, R$289,65:

(20 minutos	x R$ 2,92)	=	R$ 58,40
(25 minutos	x R$ 3,25)	=	R$ 81,25
(10 minutos	x R$15,00)	=	R$150,00
Custo total da visita =			R$289,65

Como mostra esse exemplo, calcular com precisão o custo da prestação de cuidados de saúde é bastante direto no sistema TDABC. Embora o exemplo seja reconhecidamente simplificado, ele captura quase todos os conceitos fundamentais que qualquer fornecedor de cuidados de saúde precisa aplicar para estimar o custo do tratamento dos pacientes ao longo de seus ciclos completos de cuidados.

Ao captar todos os custos durante o ciclo completo de cuidados, para a condição médica de um paciente individual, permite-se que os provedores e pagadores abordem praticamente qualquer questão de cálculo de custos. Os provedores podem agregar e analisar o custo de atendimento dos pacientes por idade, gênero e comorbidade, ou por instalação de tratamento, médico, empregador e pagador. Eles podem calcular os custos totais e médios para qualquer categoria ou subcategoria de pacientes enquanto ainda capturam os dados detalhados sobre pacientes individuais necessários para entender as fontes de variação de custos em cada categoria (KAPLAN e PORTER, 2011).

4.2.4 Aplicação do TDABC em três etapas/serviços/atividades que compõem um Procedimento Cirúrgico Pediátrico Hospitalar *

* Os valores (em reais) desse exemplo são meramente ilustrativos

Esse exemplo de aplicação do TDABC refere-se a uma adaptação em três das etapas/serviços/atividades que compõem um procedimento de cirurgia de ortopedia apresentado no trabalho, desenvolvido por Lopes (2017) na área hospitalar.

Cada etapa/serviço é constituída de diversas atividades que acompanham o fluxo do paciente do início ao final desse procedimento. Essas etapas consideradas foram: marcação de consulta, realização de consulta, inscrição na lista para a cirurgia, programação cirúrgica, consulta de medicina interna, plano operatório, internamento, ato cirúrgico, alta de internamento, e alta hospitalar. A figura 1 mostra as etapas/serviços desse procedimento cirúrgico com as atividades componentes de cada etapa/serviço.

Figura 1 - Caminho clínico para um paciente submetido a um procedimento cirúrgico de ortopedia

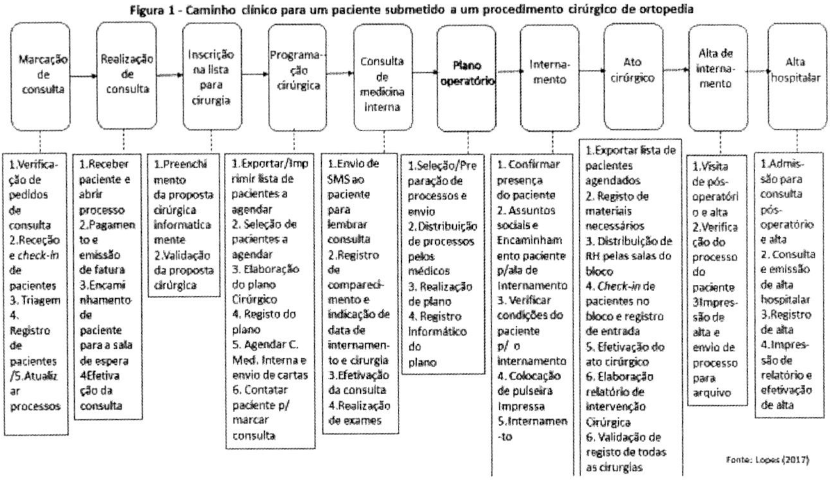

Fonte: Lopes (2017)

O presente trabalho aborda, tão somente, as três primeiras etapas: marcação de consulta, realização de consulta, e inscrição na lista para cirurgia.

A. <u>Marcação de Consulta</u>

Cálculo de Custo por minuto

Após identificadas e representadas as categorias de recursos, e o seu papel nas várias etapas/serviços do fluxo percorrido pelo paciente, procura-se inicialmente determinar a capacidade prática de cada um dos recursos, no exemplo, 80% da capacidade teórica. Considerando-se que um funcionário pode trabalhar 30 dias ao mês, a capacidade prática a ser considerada é de 24 dias. Considerando-se em seguida 7 horas de trabalho diário que resulta em 420 minutos diários e em 10.080 minutos/mês.

Com o vencimento mensal (salário mais benefícios sociais) do pessoal administrativo apurado nos dados recolhidos passou-se ao cálculo do custo por minuto desse recurso. O mesmo foi feito para o pessoal clínico (nessas etapas somente o médico), porém, devido às maiores variações remunerativas, foram calculados separadamente. Considerou-se, também, a mesma capacidade prática que o pessoal administrativo.

Estimado o custo por minuto da categoria de recursos pessoal administrativo e clínico foi feito o mesmo cálculo para a categoria materiais clínicos e materiais de escritório. Nesse particular ao invés de se considerar 80% da capacidade teórica, considerou-se 85% (KAPLAN & ANDERSON, 2004). Mais uma vez, considerando os 30 dias de capacidade do mês (43.200 minutos) e, aplicando-se os 85% de capacidade prática, chegou-se ao valor de 36.720 minutos/mês para cada recurso da categoria materiais de escritório e clínico (30 dias * 24 horas/dia * 60 minutos/hora * 0,85). Os valores de custo referem-se a uma média de gastos mensais com cada um dos recursos fornecidos.

Dividindo-se os valores de custos da capacidade fornecida pela capacidade prática chega-se aos custos por minutos para cada recurso (pessoal e material).

$$\text{Taxa de Custo de Capacidade} = \frac{\text{Custo de capacidade fornecida}}{\text{Capacidade prática dos recursos fornecidos}}$$

<u>Estimativa das unidades de tempo das atividades</u>

Com os custos por minuto de cada recurso calculado, o modelo entra no seu segundo passo que é o de estimar as unidades de tempo de cada atividade. Segundo Kaplan e Anderson (2004), e remetendo para o contexto hospitalar, não importa aqui a percentagem de tempo que um empregado demora a atender o paciente (conforme metodologia do ABC), mas sim, quanto tempo demora a atender um paciente individualmente (metodologia do TDABC). Essa estimativa de tempos pode ser feita por observação direta, porém, no caso do hospital analisado já se dispunha de documentação de tempo para cada atividade por paciente no sistema. Assim, foram calculados os tempos para cada atividade do fluxo de atividades apresentado. O tempo total do serviço é a soma dos tempos de cada atividade componentes dessa etapa como pode ser visto no exemplo apresentado na Tabela 1.

Observe-se que esse serviço é constituído das seguintes atividades: verificação de pedidos de consulta, recepção e <u>check-in</u> de pacientes, triagem, e registro do paciente para atualizar o processo.

Tabela 1 Tempo das atividades da etapa Marcação de Consulta Externa

Serviço	Atividades		Tempo
Marcação de Consulta Externa	Verificação de pedidos de consulta		1 minuto
	Recepção e check-in de pacientes		2 minutos
	Triagem		5 minutos
	Registro do paciente/Atualizar Processo		2 minutos
		Total	10 minutos

Fonte: Lopes (2017)

Com o exemplo apresentado é possível verificar o tempo gasto (em minutos) para o serviço de marcação de consulta externa e as atividades que a compõe. Identificou-se, também os recursos de pessoal responsáveis pela execução de cada atividade, bem como, os materiais necessários para a realização dessas atividades, conforme apresentado na tabela 2.

Tabela 2: Cálculo do tempo das Atividades do serviço Marcação de Consulta Externa identificando os responsáveis pela execução

Serviço	Atividades	Recursos c/ Pessoal	Recursos c/ Materiais	Tempo
Marcação de Consulta Externa	Verificação de pedidos de consulta	Administrativo	Material de Escritório	1 minuto
	Recepção e check-in de pacientes	Administrativo	Material de Escritório	2 minutos
	Triagem	Médico	Material Clínico/ Material de Escritório	5 minutos
	Registro do paciente/ atualizar processo	Administrativo	Material de Escritório	2 minutos
			Total	10 minutos

Fonte: Lopes (2017)

Cálculo do custo por paciente

No terceiro passo é calculado o custo que cada paciente representa nessa fase. Esse custo foi calculado multiplicando os dois valores encontrados (custo por minuto de cada recurso, e o tempo para realizar a atividade). Tendo em conta o contexto hospitalar em que o projeto se encaixa, importa entender que numa dada atividade são utilizados mais do que um recurso e a combinação de todos os custos deve ser afetada pelo tempo despendido. A tabela 3 mostra o exemplo do serviço Marcação de Consulta Externa, com toda a informação necessária para obter os resultados.

Tabela 3: Informações do custo do serviço/etapa - Marcação de Consulta Externa

Serviço	Atividades	Recursos c/ Pessoal	Custo/ minuto*	Recursos c/ Materiais	Custo/ minuto**	Tempo	Custo/ total
Marcação de	Verificação de pedidos de consulta	Administrativo	R$ 0,58	Material de Escritório	R$ 0,03	1 minuto	R$ 0,61
Consulta	Recepção e check-in de pacientes	Administrativo	R$ 0,58	Material de Escritório	R$ 0,03	2 minutos	R$ 1,22
	Triagem	Médico	R$ 2,48	Material Clínico/ Material de Escrit.	R$ 1,07	5 minutos	R$ 17,75
Externa	Registro do paciente/ Atualizar Processo	Administrativo	R$ 0,58	Material de Escritório	R$ 0,03	2 minutos	R$ 1,22
				Total		10 minut.	R$ 20,80

* Obtidos nas tabelas 4 e 5

**Obtidos nas tabela 6

Fonte: Lopes (2017)

Para a elaboração dos cálculos do custo final dessa primeira etapa (Marcação de consulta externa) devem ser considerados os custos dos recursos utilizados em cada atividade. Considerando-se que cada linha representa uma atividade procedeu-se da seguinte forma:

(Custo/min pessoal+custo/min materiais)*Tempo= (0,58+0,003)*1 minuto=R$0,61

Para que estes cálculos sejam possíveis, foi necessário determinar os custos por minuto de recursos de pessoal; recursos de materiais; e recursos clínicos. A Tabela 4 mostra os cálculos para o custo por minuto do pessoal administrativo. Sabendo os valores de remunerações mensais e a capacidade prática de trabalho chegou-se ao custo por minuto:

Tabela 4 : Custo/minuto do pessoal administrativo

Administrativo	
Dias práticos de trabalho/mês	24
Horas de trabalho/dia	7
Minutos de trabalho/dia	420
Minutos de trabalho/mês	10.080
Remuneração mensal	R$ 5.800,00
Custo por minuto	**0,58**

Fonte: Lopes (2017)

O mesmo cálculo foi feito para o pessoal clínico (nesse serviço somente o médico), mas como já referido, dividido em diferentes categorias de intervenientes. Podem ser visualizados na Tabela 5, os resultados obtidos com a aplicação da fórmula anteriormente utilizada.

Tabela 5: Custo por minuto do pessoal clínico	
Médico	
Dias práticos de trabalho/mês	24
Horas de trabalho/dia	7
Minutos de trabalho/dia	420
Minutos de trabalho/mês	10.080
Remuneração mensal	R$ 25.000,00
Custo por minuto	**2,48**

Fonte: Lopes (2017)

Passando dos recursos de pessoal para recursos de materiais de escritório e clínico, o mesmo cálculo foi aplicado a essa tipologia.

Para a obtenção dos dados de custos/despesas, com os materiais, foram analisados os valores de custos referentes aos últimos 12 meses. Após a média mensal desses custos chegou-se aos valores contidos na tabela 6.

Tabela 6: Custo por minuto de materiais clínicos e de escritório

Materiais	**Custo Mensal**	**Minutos de Uso Teórico/Mês**	**Minutos de Uso Prático/Mês**	**Custo/ Minuto**
Materiais clínicos	R$ 39.200,00	43.200	36.720	R$ 1,07
Materiais de escritório	R$ 1.100,00	43.200	36.720	R$ 0,03

Fonte: Lopes (2017)

Observação: A tabela 3 mostrou o custo final do serviço de Marcação de Consulta, o qual foi subsidiada pelos dados das tabelas 1, 2, 4, 5 e 6.

B. Realização de Consulta

Para a segunda etapa/serviço, Realização de Consulta, o custo total à semelhança do anterior é apresentado na tabela 7 que segue.

Tabela 7: Custo total do serviço/etapa

Serviço	Atividades	Recursos c/ Pessoal	Custo/ minuto	Recursos c/ Materiais	Custo/ minuto	Tempo	Custo/ total
Realização de Consulta	Receber doente e abrir processo	Secretaria	0,58	Material de Escritório	R$ 0,03	2 minutos	R$ 1,22
	Pagamento e emissão de fatura	Secretaria	0,58	Material de Escritório	R$ 0,03	3 minutos	R$ 1,83
	Encaminhamento de doente para sala de espera	Secretaria	0,58	Material de Escritório	R$ 0,03	0	0
	Efetivação da consulta	Médico	2,48	Material Clínico/ Material de Escrit.	R$ 1,07	12 minutos	R$ 42,60
				Total		17 minutos	R$ 45,65

Fonte: Lopes (2017)

Para subsidiar os valores da tabela 7 apresenta-se a seguir as tabelas 8 e 9 que juntamente com as tabelas 4, 5,e 6, já apresentadas anteriormente, explicam os dados de custos da tabela 7.

Tabela 8: Tempo das atividades da etapa Realização de Consulta

Serviço	Atividades	Tempo
Realização de Consulta	Receber doente e abrir processo	2 minuto
	Pagamento e emissão de fatura	3 minutos
	Encaminhamento de doente para sala de espera	0
	Efetivação da consulta	12 minutos
	Total	17 minut.

Fonte: Lopes (2017)

Tabela 9: Cálculo do tempo das Atividades do serviço Realização de Consulta identificando os responsáveis pela execução

Serviço	Atividades	Recursos c/ Pessoal	Recursos c/ Materiais	Tempo
Realização de Consulta	Receber doente e abrir processo	Secretaria	Material de Escritório	2 minuto
	Pagamento e emissão de fatura	Secretaria	Material de Escritório	3 minutos
	Encaminhamento de doente para sala de espera	Secretaria	Material de Escritório	0
	Efetivação da consulta	Médico	Material Clínico/	12 minutos
			Total	17 minut.

Fonte: Lopes (2017)

C. Inscrição na Lista para Cirurgia

Para a terceira etapa/serviço, Inscrição na Lista para Cirurgia, o custo total dessa etapa, à semelhança dos anteriores, é apresentado na tabela 10 que segue.

Tabela 10: Custo total do serviço/etapa de Inscrição na lista para cirurgia

Serviço	Atividades	Recursos c/ Pessoal	Custo/ minuto	Recursos c/ Materiais	Custo/ minuto	Tempo	Custo/ total
Inscrição	Preenchimento da proposta cirúrgica informaticamente	Médico	2,48	Material de Escritório	R$ 0,03	3 minutos	R$ 7,53
na Lista	Validação da proposta cirúrgica	Diretor Médico	2,48	Material de Escritório	R$ 0,03	2 minutos	R$ 5,02
para Cirurgia					Total	5 minutos	R$ 12,55

Para subsidiar os valores da tabela 10 apresenta-se a seguir as seguintes tabelas 11 e 12 que juntamente com as tabelas 5 e 6, já apresentadas anteriormente, explicam os dados de custos da tabela 10.

Tabela 11: Tempo das atividades da etapa Inscrição na lista para cirurgia

Serviço	Atividades	Tempo
Inscrição	Preenchimento da proposta cirúrgica informaticamente	3 minutos
na Lista	Validação da proposta cirúrgica	2 minutos
para Cirurgia		5 minutos

Fonte: Lopes (2017)

Tabela 12 Cálculo do tempo das Atividades do serviço Inscrição na lista para cirurgia identificando os responsáveis pela execução

Serviço	Atividades	Recursos c/ Pessoal	ecursos c Materiais	Tempo
Inscrição	Preenchimento da proposta cirúrgica informaticamente	Médico	Material c Escritório	3 minutos
na Lista	Validação da proposta cirúrgica	Diretor Médico	Material c Escritório	2 minutos
para Cirurgia			Total	5 minutos

Fonte: Lopes (2017)

Os custos finais das três etapas iniciais estão assinalados nas tabelas 3, 7, 10, Somando-se esses três custos assim obtidos, com os custos finais das demais sete etapas que se seguem no fluxo, chegar-se-á ao custo total do procedimento cirúrgico aqui aludido, para o hospital a qual essa aplicação do TDABC foi realizada no trabalho desenvolvido por Lopes (2017).

4.2.5 Cálculo do custo total da etapa Plano Operatório de um procedimento cirúrgico hospitalar*

* Os valores (em reais) desse exemplo são meramente ilustrativos

Considere a etapa do Plano Operatório de um procedimento cirúrgico hospitalar. As atividades que compõem essa etapa são: 1. Seleção/Preparação de processos e envio (apoio do pessoal do Serviço de Internamento, tempo da atividade = 3 minutos); 2. Distribuição de processos pelos médicos (apoio do pessoal da Secretaria da unidade, tempo da atividade = 1 minuto); 3. Realização do plano (médico, tempo da atividade = 4 minutos); 4. Registro informático do plano (apoio do pessoal da Secretaria da unidade, tempo da atividade = 2 minutos).

A remuneração mensal do médico (com benefícios) é de R$25.000,00/mês. O salário mensal do pessoal de serviço administrativo e de secretaria (com benefícios) é de R$5.800,00. Os dias de trabalho prático de todos são de 24 dias por mês, 7 horas de trabalho por dia.

O quadro que segue resume as informações das atividades que fazem parte da etapa a considerar. Estão, com seus respectivos valores registrados na tabela que segue, sendo de 10 minutos o tempo total das atividades, com o custo total das atividades, de R$13,40.

Os lançamentos da coluna "Custo/minuto" e que se referem essa tabela estão definidos nas duas tabelas que se seguem: Custos por minuto do pessoal administrativo e do médico, que é, respectivamente, R$0,58 e R$2,48.

Serviço	Atividades	Recursos c/ Pessoal	Custo/ minuto	Tempo	Custo/ total
Plano Operatório	Seleção/Preparação de processos e envio	Serviço de Internamento	0,58	3 minutos	R$ 1,74
	Distribuição de processos pelos médicos	Secretaria da unidade	0,58	1 minuto	R$ 0,58
	Realização do plano	Médico	2,48	4 minutos	R$ 9,92
	Registro informático do plano	Secretaria da unidade	0,58	2 minutos	R$ 1,16
			Total	10 minutos	R$ 13,40

Adaptado de Lopes (2017)

Administrativo	
Dias práticos de trabalho/mês	24
Horas de trabalho/dia	7
Minutos de trabalho/dia	420
Minutos de trabalho/mês	10.080
Remuneração mensal	R$ 5.800,00
Custo por minuto	**0,58**

Adaptado de Lopes (2017)

Médico	
Dias práticos de trabalho/mês	24
Horas de trabalho/dia	7
Minutos de trabalho/dia	420
Minutos de trabalho/mês	10.080
Remuneração mensal	R$ 25.000,00
Custo por minuto	**2,48**

Adaptado de Lopes (2017)

4.2.6 Cirurgia Sinusal Endoscópica *

* Os valores (em reais) desse exemplo são meramente ilustrativos

Esse exemplo de aplicação do TDABC apresenta um trabalho desenvolvido por Au e Rudmik (2013), e adaptado em Cogan (2022), que aplica a metodologia TDABC para determinar o custo de uma cirurgia sinusal endoscópica (EES – endoscopic sinus surgery), em um hospital.

A figura 1 apresenta um fluxo do caminho clínico percorrido pelo paciente submetido à rotina ambulatorial, que incorpora várias camadas de custos, incluindo espera pré-operatória, procedimento intraoperatório de ESS, esterilização, sala de recuperação e internação no dia pós-operatório.

Figura 1 - Caminho clínico para um paciente submetido a rotina ambulatorial ESS. ESS = cirurgia endoscópica

Espera pré-operatória	Intra-operative/ Procedimento ESS	Equipamento de esterilização	Unidade de cuidados pós-anestésico(PACU)	Dia do pós operatório da cirurgia
Enfermagem	Enfermagem	Grupo de esterilização	Enfermagem	Enfermagem
* Espaço Hospitalar	* Espaço Hospitalar	* Espaço Hospitalar	* Espaço Hospitalar	* Espaço Hospitalar
Descartáveis	Cirurgia	Equipamento capital	Descartáveis	Descartáveis
Medicamentos	Anestesista		Medicamentos	Medicamentos
	Cirurgia capital			
	Anestesia capital			
	Descartáveis			
	Medicamentos			

* inclui manutenção e limpeza

Fonte: Au e Rudmik (2013)

Capacidade Prática

A capacidade prática refere-se ao tempo real disponível para o recurso (isto é, pessoal ou equipamento de capital) para prestar os serviços. Uma suposição geral é que a capacidade prática é de 80% a 85% da capacidade total teórica (ou seja, se a capacidade total teórica é de 40 horas por semana, então a capacidade prática é de 32 a 35 horas por semana).

No entanto, ao invés de usar essa capacidade prática, consultou-se a Associação de Enfermeiros Registrados no Estado onde se localiza esse hospital, e obteve-se valores reais de capacidade prática para: (i) número médio de horas trabalhadas por dia, e (ii) número médio de dias úteis por ano para uma enfermeira de tempo integral (tendo em conta férias, dias de educação/treinamento, intervalos e faltas por doença). Uma vez que as horas de trabalho de enfermagem em tempo integral (7,75 hr/dia *248 dias = 1.922 hr) refletem outras posições comuns de emprego em tempo integral, assumiu-se que os valores da capacidade prática de enfermagem eram os mesmos que o pessoal de esterilização e do equipamento.

Tabela 1 - Tempos da capacidade prática	
Número médio de horas de trabalho por dia	7,75
Número médio de dias trabalhado por ano	248

Fonte: Au e Rudmik (2013)

Taxas de custo de capacidade

As taxas de custo de capacidade para cada recurso orientado por tempo foram calculadas dividindo-se as estimativas de valor pelos tempos de capacidade prática. Todas as taxas de custo de capacidade são apresentadas como unidades de custo por hora. A tabela 2 determina as taxas de custo de capacidade para o pessoal, a tabela 3 para equipamentos de capital, e a tabela 4 para o espaço hospitalar.

Funcionários

A Tabela 2 descreve os valores anuais (ou seja, o salário e benefícios) e as taxas de custo da capacidade calculada para cada posição da equipe encontrada no caminho clínico.

Tabela 2. Taxa de capacidade prática dos funcionários

Salários dos funcionários	Salário anual (benefícios incluidos)	Taxa de custo de capacidade (custo por hora)
Enfermeira registrada (1)	R$ 319.527,00	R$ 166,25
Coordenadores de carrinho de esterilização	R$ 238.556,46	R$ 124,12
Líderes de trabalho de esterilização	R$ 179.003,13	R$ 93,13
Processador cirúrgico de esterilização	R$ 154.806,30	R$ 80,54

(1) R$319.527/1.922h = $166,25

Fonte: Au e Rudmik (2013)

Equipamento de Capital

Cada peça de equipamento foi atribuída a uma vida útil baseada em taxas de substituição históricas ou a expectativa de vida esperada da indústria para itens novos. Com base nos padrões existentes na região assumiu-se que não havia valor de revenda do equipamento ao final da vida útil.

Tabela 3 - Sumário dos principais custos de capital com taxa de capacidade de custo

Categoria de equipamento cirúrgico	Itens incluidos	Valor total	Vida útil e premissas de capacidade prática	Taxa de custo de capacidade (custo por hora)
Instrumentos ESS (1)	Sinus básico, sinus frontal, fones de ouvido e instrumentos IGS, console e peça manual do microdebridador	R$ 309.365,49	5-anos de vida útil, usado 20 vezes por mês	R$ 80,06
Sistema ESS de câmara(2)	Câmara HD, com console, fonte de tela de vídeo, cordão de iluminação, endoscópios, (0^0, 30^0, 70^0)	R$ 163.128,57	10-anos de vida útil, horas de trabalho integrais	R$ 8,49
IGS		R$ 375.000,00	10-anos de vida útil, horas de trabalho integrais	R$ 19,51
Outros equipamentos cirúrgicos	Mesa, cadeira, farol, gerador eletrocirúrgico, cauterização	R$ 191.746,92	15-anos de vida útil, horas de trabalho integrais	R$ 6,65
Máquinas de anestesia		R$ 525.000,00	15-anos de vida útil, horas de trabalho integrais	R$ 18,22
Máquina de esterilização	Custo da máquina do esterilizador, máquina Sterrad, máquina Steris arruela de cubo, carrinho e acessórios, lavadora de carrinho	R$ 1.890.000,00	10-anos de vida útil, horas de trabalho integrais	R$ 93,34

Tempo de uso dos instrumentos ESS = 3,22 hr/dia

Fonte: Au e Rudmik (2013)

(1) R$309.365,49 / 5 * 240 dias * 3,22 hr/dia = R$80,06

(2) R$163.128,57 / 10 * 1.922 hr = R$8,49

ESS = cirurgia sinusial endoscópica; HD = alta-definição; IGS = sistema guiado por imagem

Espaço hospitalar

Os custos gerais do espaço hospitalar foram determinados pela atribuição de valores de mercado aos custos por metro quadrado por ano, para aluguel e manutenção para a região onde se localiza a instituição de saúde. Os custos de manutenção incluem todos os custos operacionais internos e externos, incluindo utilidades. Os custos de aluguel do mercado para o espaço médico foram definidos como R$1.125,00 por m2 por ano e custos de mercado de manutenção foram definidos em R$480,00 por m^2 por ano. Usando estes valores de mercado, pode-se atribuir uma taxa de custo de capacidade para cada um dos diferentes espaços hospitalares utilizados durante um procedimento ambulatorial de cirurgia sinusial endoscópica (ESS) conforme tabela 4. Assumiu-se usar as mesmas taxas de capacidade prática utilizadas anteriormente para funcionário e equipamento de capital, descritos na tabela 2 e na tabela 3 (=1.922hr).

Tabela 4 - Taxas de custo de capacidade de aluguel e armazenamento de espaço hospitalar

	Localização no hospital	Metro quadrado	Taxa de custo de capacidade (custo por hora)
Aluguel	Espera no pré-operatório (1)	14	R$ 8,19
	Sala de operação	65	R$ 38,05
	PACU	14	R$ 8,19
	Dia do pós-operatório da cirurgia	19	R$ 11,12
Manutenção	Espera no pré-operatório (2)	14	R$ 3,50
	Sala de operação	65	R$ 16,23
	PACU	14	R$ 3,50
	Dia do pós-operatório da cirurgia	19	R$ 4,75

PACU = Unidade de cuidados pós-anestésico — Fonte: Au e Rudmik (2013)

(1) R$1.125,00 * 14 /1.922hr = R$8,19/hr

(2) R$480,00 * 14 /1.922hr = R$3,50/hr

Custos Diretos

As despesas com o cirurgião, o anestesista e os descartáveis cirúrgicos e anestésicos são alocadas diretamente ao procedimento, pois, estão associadas a essa intervenção. Portanto, aí, uma taxa de capacidade de custo não pode ser calculada, uma vez que estes são pagamentos únicos por caso ESS. Esses custos, pagamentos de médicos, por exemplo, são adicionados ao custo total diretamente sem um ajuste do direcionador de tempo, bem como, os custos descartáveis cirúrgicos e anestésicos.

Esses pagamentos de médico deveriam ser estimados usando o valor de mercado na região.

Tabela 5 – Pagamento estimado por caso ESS	
Cirurgião ENT por procedimento ESS	R$ 2.977,00
Anestesista por procedimento	R$ 1.320,00
Total de pagamentos médicos	R$ 4.297,00
ENT=ouvido, nariz,e garganta; ESS=cirurgia sinusial endoscópica	
	Fonte: Au e Rudmik (2013)

Descartáveis relacionados à cirurgia sinusal endoscópica (ESS)

Todos os equipamentos cirúrgicos descartáveis associados a um caso ESS padrão foram registrados e os preços unitários devem ser obtidos usando o valor de mercado na região (Tabela 6).

Tabela 6 - Custos de descartáveis relacionados à ESS

Item	Custo
Capa de cabeça estéril	R$ 22,80
Drapeado estéril de cabeça e pescoço	R$ 32,46
Cabeça rastreadora do IGS	R$ 675,00
Instrumento rastreador do IGS	R$ 375,00
Lâmina de microdebradeira	R$ 345,00
Lâmina de microdebradeira curvada	R$ 478,20
Tubo de sucção	R$ 58,47
Espaçadores médios de metal do Nasopore x 2	R$ 600,00
Meias de compressão sequencial	R$ 156,00
Custo total de descartáveis por caso ESS	R$ 2.742,93
ESS = cirurgia sinusal endoscópica,	
HD = alta-definição, IGS = sistema guiado por imagem	
	Fonte: Au e Rudmik (2013)

Estimativa do tempo unitário das atividades

Durante todas as etapas do fluxo ambulatorial da ESS em apreço, as estimativas de tempo para cada encontro podem ser obtidas através de um histórico aleatório de um certo número de pacientes que receberam este tratamento ambulatorial, sem complicações, por um rinologista. Em cada etapa, as notas de enfermagem acompanham com precisão os horários conforme tabela 7.

Tabela 7 - Tempo unitário das atividades

Item	Horas
Tempo da área de espera pré-operatória	2,08
Tempo para cirurgia de ESS(configuração e limpeza)	3,22
Equipamento de esterilização para ESS	0,63
Tempo no PACU	0,93
Tempo no dia pós-operatório	2,27

ESS=cirurgia sinusal endoscópica;
PACU=unidade de cuidado pós-anestesia

Fonte: Au e Rudmik (2013)

Calculando os custos totais

Todos os custos dos recursos foram calculados multiplicando-se a taxa de custo de capacidade pelo tempo unitário da atividade [Recurso total = Taxa de custo de capacidade * Tempo unitário da atividade]. O custo total por fase do fluxo do procedimento (ou seja, preparação pré-operatória, intraoperatório do procedimento ESS, esterilização, unidade de cuidados pós-anestesia (PACU), e sala do dia pós-operatório) foi calculado pela soma de todos os custos de recursos, juntamente com os custos irrecuperáveis (por exemplo, honorários médicos e descartáveis). O custo total do procedimento ESS de ambulatório de rotina foi calculado pela soma de custos totais para cada fase do fluxo do procedimento clínico.

Resultados da unidade de custos de preparação pré-operativa

Conforme tabela 8 os custos totais na área de preparação pré-operação é de R$147,39.

Tabela 8 - Sumário dos custos de espera pré-operativa			
	Taxa de custo de capacidade (R$/hora)	Tempo de atividade (horas)	Custo
Enfermeira (dividida entre 4 pacientes)	R$ 41,56 (R$166,26/4)	2.08	R$ 86,44
Espaço de aluguel do hospital	R$ 8,19	2.08	R$ 17,03
Espaço de manutenção do hospital	R$ 3,50	2.08	R$ 7,28
Descartáveis (spray de oximetazolina, IV, saco de solução salina normal)	n/a	n/a	R$ 36,99
Total			R$ 147,74
IV = intravenoso	Fonte: Au e Rudmik (2013)		
n/a = não se aplica			

Resultados da unidade de custos intraoperatórios

Conforme tabela 9 é onde ocorrem a maior parcela dos custos e seu total obtido é de R$9.110,80

Tabela 9 - Sumário de custos intra-operativos			
	Taxa de custo de capacidade (R$/hora)	Tempo de atividade (horas)	Custo
Instrumentadora	R$ 166,26	3.22	$535,11
Enfermeira circulante	R$ 166,26	3.22	R$ 535,11
Enfermeira de cobertura (dividida entre 12 salas de operação)	R$ 13,86 (R$166,26/12)	3.22	R$ 44,58
Espaço de aluguel do hospital	R$ 38,06	3.22	R$ 123,15
Espaço de manutenção do hospital	R$ 16,23	3.22	R$ 52,77
Sistema guiado por imagem	R$ 19,50	3.22	R$ 62,82
Instrumentos ESS	R$ 80,04	3.22	R$ 257,73
Sistema de câmera ESS	R$ 8,49	3.22	R$ 27,33
Outro equipamento cirúrgico	R$ 6,66	3.22	R$ 21,42
Máquina de anestesia	R$ 18,21	3.22	R$ 58,62
Pagamento de médicos (cirurgia e anestesia)	n/a	n/a	R$ 4.297,00
Custo total dos descartáveis cirúrgicos	n/a	n/a	R$ 2.742,93
Custo total dos descartáveis anestésicos	n/a	n/a	R$ 352,23
Total			R$ 9.110,80
ESS = cirurgia sinusial endoscópica	Fonte: Au e Rudmik (2013)		
n/a = não se aplica			

Custos de Esterilização

Conforme tabela 10, R$270,40.

Tabela 10 - Sumário dos custos de esterilização

	Taxa de custo de capacidade (R$/hora)	Tempo de atividade (horas)	Custo
Coordenador de carrinho	R$124.11	0,63	R$ 78,19
Trabalhador líder	R$ 93,12	0,63	R$ 58,66
Processador cirúrgico	R$ 80,55	0,63	R$ 50,74
Máquina de esterilização	R$ 93,36	0,63	R$ 58,81
Serviços descartáveis de esterilização	n/a	n/a	R$ 24,00
Total			R$ 270,40

n/a = não se aplica — Fonte: Au e Rudmik (2013)

Custo da PACU

O custo total da PACU por paciente foi de R85,69 (Tabela 11). O principal diferencial de custo entre a PACU e a área de espera do pré-operatório é devido a um período de permanência mais curto nessa fase.

Tabela 11 - Sumário dos custos PACU

	Taxa de custo de capacidade (R$/hora)	Tempo de atividade (horas)	Custo
Enfermeira (dividida entre 4 pacientes)	R$ 41,56 (R$166,26/4)	0.93	R$ 38,65
Espaço de aluguel do hospital	R$ 8,19	0.93	R$ 7,61
Espaço de manutenção do hospital	R$ 3,50	0.93	R$ 3,26
Descartáveis (spray de oximetazolina, IV, saco de solução salina normal)	n/a	n/a	R$ 36,17
Total			R$ 85,69

n/a = não se aplica — Fonte: Au e Rudmik (2013)

Custo unitário da cirurgia do dia pós-operatório

O custo total da unidade de cirurgia do dia pós-operatório, por caso ESS, foi de R$146,92 (Tabela 12). Os cuidados de enfermagem contribuem com a maior proporção dos custos unitários da cirurgia do dia pós-operatório.

Tabela 12 - Sumário dos custos de cirurgia do dia pós-operatório			
	Taxa de custo de capacidade (R$/hora)	**Tempo de atividade (horas)**	**Custo**
Enfermeira (dividida entre 4 pacientes)	R$ 41,56 (R$166,26/4)	2.27	R$ 94,34
Espaço de aluguel do hospital	R$ 11,12	2.27	R$ 25,24
Espaço de manutenção do hospital	R$ 4,75	2.27	R$ 10,78
Descartáveis (spray de oximetazolina, IV, saco de solução salina normal)	n/a	n/a	R$ 16,56
Total			R$ 146,92

n/a = não se aplica

Fonte: Au e Rudmik (2013)

Custo geral da ESS ambulatorial

O custo total da ESS ambulatorial foi calculado em R$9.761,55 (Tabela 13). A fase intraoperatória da ESS ambulatorial compreendeu o tempo de atividade mais longo (3,22 horas), continha o maior número de itens de custo e contribuiu para 93,3% dos custos totais.

Tabela 13 - Custo total da ESS ambulatorial		
Localização ambulatorial	**Custo**	**Percentagem do custo total**
Unidade de espera pré-operatória	R$ 147,74	1,50%
Intraoperatório	R$ 9.110,80	93,30%
Esterilização	R$ 270,40	2,80%
PACU	R$ 85,69	0,90%
Unidade de cirurgia do dia pós-operatório	R$ 146,97	1,50%
Total	R$ 9.761,55	100,00%

Fonte: Au e Rudmik (2013)

Trata-se de um exemplo de aplicação da metodologia TDABC baseado no trabalho desenvolvido por Au e Rudmik (2013), para quantificar o custo global do procedimento ESS ambulatorial - Cirurgia Sinusal Endoscópica aplicado em um hospital. Os resultados desse modelo definiu o custo total com o valor de R$9.761,55 (valores apenas ilustrativos), sendo que a fase do intraoperatório representou a maior parcela dos custos.

Conclusão

O Custeio Baseado em Atividades orientado ao Tempo (TDABC) foi desenvolvido e publicado por Kaplan e Anderson em 2004 para melhorar a abordagem de baixo para cima e eliminar alguns dos problemas no modelo ABC. Apenas são necessários dois parâmetros para TDABC: (i) a taxa de custo de capacidade para o departamento, (ii) o uso de capacidade (principalmente tempo gasto) por cada transação processada no departamento. Aplicações práticas do TDABC são apresentadas através de seis exemplos.

Questões para Análise e Discussão

1. O TDABC é aplicável nos cuidados de saúde e pode ajudar a processar custos de forma eficiente e, assim, superar um desafio fundamental associado aos métodos atuais de contabilidade de custos.
   Certo ( ) Errado ( )

2. No TDABC, os custos de centros de custos por atividades são distribuídos entre objetos de custo usando direcionadores de custo por atividade calculados para cada subtarefa.
   Certo ( ) Errado ( )

3. Ao contrário do TDABC, o valor da unidade de tempo no ABC refere-se ao tempo que um empregado gasta em uma atividade e não a porcentagem de tempo que leva para completar uma unidade dessa atividade.
   Certo ( ) Errado ( )

4. No ABC, os funcionários tendem a ignorar o tempo ocioso no momento em que fazem as estimativas das percentagens de tempo gasto para fazer uma atividade.
   Certo ( ) Errado ( )

5. O TDABC simplifica o ABC eliminando a necessidade de fazer entrevistas e pesquisas detalhadas para avaliar os custos da atividade. Ao usar taxas de custo de capacidade objetivamente determinadas, as taxas de atividade podem ser calculadas diretamente.

Certo ( ) Errado ( )

6. A atualização de um modelo TDABC é fácil porque as taxas de atividade são atualizadas simplesmente atualizando a taxa de custo da capacidade. A maioria das mudanças nas condições operacionais é refletida pelas mudanças nos custos de recursos ou no tempo do sistema. Essas alterações são refletidas na taxa de custo da capacidade que é usada para atualizar a taxa de atividade.
   Certo ( ) Errado ( )

7. Considere quatro funcionários com salário anual de R$180.000,00. Assuma que eles trabalham 32 horas por semana com duas semanas de férias. Calcule a taxa TDABC para a atividade, e o custo da atividade considerando que ela requer 30 minutos.

8. Assuma que um grupo de enfermagem supre 3.000 horas em cada trimestre a um custo de R$124.000,00. A capacidade teórica é de 3.200 horas por trimestre. Calcule o custo unitário, por hora, do grupo de enfermagem.

Referências Bibliográficas

AU, J. RUDMIK L. Cost of outpatient endoscopic sinus surgery from the perspective of the Canadian government: a time-driven activity-based costing approach. International Forum of Allergy & Rhinology,;3:748–54, 2013.

CHAN, Y.-C. L. (1993). Improving hospital cost accounting with activity-based costing. *Health Care Management Review*, *18*(1), 71–77, 1993.

CANBY, J. B. Applying activity-based costing to healthcare settings. *Healthc Financ Manage*, Feb; 49 (2): 50-2, 54-6, 1995

COGAN, S. *Gestão Contemporânea de Custos – Formação e Prática*. Rio de Janeiro: Editora Ciência Moderna, 2022.

HUANG, Y. T. Evaluation and Recommendation of Implementing Time-Driven Activity-Based Costing in Healthcare. *Tese de Doutorado*. Ann Arbor USA. 2016.

KAPLAN, R. S.; ANDERSON, S. R. Time-Driven Activity-Based Costing.

Harvard Business Review, 82(11), pp. 131-138, 2004.

KAPLAN, R. S.; ANDERSON, S. R. The Innovation of Time-Driven Activity- Based Costing. *Cost Management*, 21(2), pp. 5-15, 2007.

KAPLAN, R. S.; PORTER, M. E. The big idea: How to solve the cost crisis in health care. *Harvard Business Review,* 89 (9), 46-52, 2011.

LOPES, A. A. Time-Driven Activity-Based Costing aplicado à gestão hospitalar: uma nova forma de contabilizar custos unitários de tratamento. *Dissertação de Mestrado*, Porto-Portugal, 2017.

REIS, S. J. L. Análise da rendibilidade por cliente: estudo de caso numa empresa de serviços. *Dissertação de Mestrado*, Universidade de Aveiro, Portugal, 2014.

UDPA, S. Activity-Based Costing for Hospitals. *Health Care Management Review. 21*(3), 83–96, 1996.

Capítulo 5

Modelos de Remuneração Hospitalar no Mercado de Saúde Suplementar

5.1 Modelos de Remuneração

Os principais modelos de Remuneração aplicados no mercado são apresentados a seguir, em breve descrição:

5.1.1. Fee-for-service

Segundo Takahashi, (2011) *Fee-for-service* (FFS) é o sistema de pagamento mais utilizado para remuneração do trabalho médico e de serviços hospitalares - trata-se do pagamento por procedimento individual, item a item. Do ponto de vista profissional esse modelo permite uma preocupação integral do médico com o paciente, de forma a ofertá-lo com o que for necessário, uma vez que o pagamento é realizado após a prestação do serviço. Esse modelo é por esse motivo conhecido como retrospectivo (ROBINSON, 2001).

O modelo de remuneração item a item no hospital ocorre com base em uma tabela composta de diárias, taxas de sala, procedimentos de enfermagem, taxas de uso de equipamentos, gasoterapia, exames, tratamentos, materiais de consumo, medicamentos utilizados durante o atendimento ao paciente internado, além dos honorários médicos.

Esse método pode gerar um estímulo à sobreprestação de serviços, particularmente dos procedimentos mais rentáveis, sem necessariamente favorecer melhoria da qualidade ou de eficiência.

Consequentemente, a sobreutilização dos serviços de saúde implica no aumento dos preços unitários dos planos de saúde, contribuindo com a exclusão de potenciais beneficiários do mercado de saúde suplementar, ocasionando a redução do nível de bem–estar social (WANICK, 2000). Para os financiadores, ocorre a imprevisibilidade orçamentária. Embora o pagamento por diária seja administrativamente simples, no caso do pagamento por ato há a necessidade de desenvolvimento de sistemas minuciosos de informação e auditoria, frequentemente conta a conta. É neste âmbito que surge o conflito de interesses entre operadoras e prestadores de serviços de saúde. Neste modelo de remuneração, os eventos que representam custos para operadora representam receita para os prestadores de serviços de saúde. Em contrapartida, o que representa custo para os beneficiários e para os empregadores, representa receita para as operadoras de planos de saúde. Deste modo, o conflito de interesse se concretiza nas relações contratuais das operadoras com os prestadores de serviços de saúde e beneficiários/empresas à medida que as ações estratégicas que administram esses contratos possuem sentidos opostos (WANICK, 2000).

Segundo ANS (2019) essa forma de remuneração pressupõe a existência de uma tabela com o valor estabelecido para cada procedimento ou item utilizado, onde a remuneração se dá pelo somatório discriminado de cada um desses procedimentos ou itens utilizados (materiais, medicamentos, honorários profissionais, diárias hospitalares e serviços intermediários, tais como exames complementares) (UGÁ, 2012; BOACHIE et al., 2014; BICHUETTI e MERE JR., 2016; MILLER, 2017). A operacionalização do FFS requer uma lista de procedimentos diagnósticos e terapêuticos que devem ser identificados separadamente. Os valores de remuneração dos itens são determinados ex-ante, ou seja, é uma modalidade de remuneração na qual o valor do procedimento é estabelecido previamente para serviços posteriormente prestados. Desse modo, os pagamentos são realizados após a execução dos serviços (UGÁ, 2012; BOACHIE et al., 2014; BICHUETTI e MERE JR., 2016; MILLER, 2017). Uma das principais críticas a esse modelo reside no fato da demanda ser induzida pela oferta, ou seja, há produção excessiva de procedimentos pelos prestadores de serviços que nem sempre são necessários para o paciente. Desse modo, há estímulo à sobreutilização de serviços, principalmente os que proporcionam remuneração mais elevada. Consequentemente, a atenção dos pacientes é afetada negativamente, seja porque pode gerar efeitos adversos, seja por submeter o paciente a desconfortos evitáveis e indesejáveis, levando ao aumento desnecessário no custo da assistência à saúde. O modelo também não considera os resultados em saúde nem a qualidade dos serviços prestados (ANDREAZZI, 2003; UGÁ, 2012; BOACHIE et al., 2014; BICHUETTI e MERE JR, 2016; MILLER, 2017). Ainda assim, sofrendo uma série de críticas e apontadas várias distorções, o FFS tem sido utilizado na atenção ambulatorial em diversos países da União Europeia e tem sido utilizado de forma mista, em conjunto com o Capitation e outros modelos baseados no ajuste de desempenho dos prestadores (UGÁ, 2012; BOACHIE et al., 2014; MILLER, 2017).

Conforme Bichuetti e Mere (2016) este modelo tem estimulado a aplicação de glosas pelos pagadores em recursos técnicos ou administrativos ou, aplicadas simplesmente de forma linear; elas se transformaram em um dos principais instrumentos de pressão por parte das fontes pagadoras. Há, entretanto, operadoras que tentam evoluir para um modelo de diária compacta, que reduziria o custo administrativo de pré-análise de contas hospitalares, auditorias médicas, e glosas. (Glosa é o não pagamento de valores referentes a atendimentos, materiais ou taxas cobradas pelos prestadores por falta de documentação adequada ou incorreção dos valores, entre outros fatores).

5.1.2. Diárias Hospitalares

Conforme ANS (2019) o modelo de pagamento por diárias hospitalares é específico para remuneração de internações hospitalares e se constitui de valores estabelecidos por dia de permanência do paciente a partir da estimativa de seus custos, correspondente ao número de diárias – ou seja, ao somatório do tempo de permanência dos pacientes internados no período em questão multiplicado por um valor unitário atribuído a cada diária (UGÁ, 2012; BOACHIE et al., 2014). Comumente a diária hospitalar inclui somente a "hotelaria" do hospital a depender de o paciente estar internado em quarto, enfermaria ou UTI. À diária hospitalar são acrescidos os gastos com materiais, medicamentos, Serviços de Apoio Diagnóstico e Terapias – SADT, e honorários médicos. O pagamento por diárias pode ser subdividido em dois tipos principais (SOUZA et al., 2014):

I. Diária Global: Trata-se da precificação única de um conjunto de serviços hospitalares e engloba a maioria dos itens relacionados à internação do paciente, seguindo a lógica do pacote, porém, não incluiu procedimentos de centro cirúrgico e normalmente é utilizada para casos clínicos. Na diária Global, cobra-se o número de diárias de acordo com a permanência do paciente e a acomodação utilizada, e para os demais itens da internação é realizada a cobrança por conta aberta.

II. Diária Semi-Global: Seguindo a mesma metodologia para cobrança da diária global, esta diária inclui além da diária, estadia do paciente, alguns itens como serviços de enfermagem, materiais de consumo, dieta do paciente e outros itens.

Não inclui as despesas globais do paciente internado em uma determinada acomodação, apenas algumas taxas e insumos, e para os demais itens da internação é realizada a cobrança por conta aberta. Esse modelo já facilita a padronização de alguns itens e a preparação para a implantação da diária global. Em grande parte dos países que adotam este sistema de pagamento, tendo em vista as enormes disparidades de custo de cada tipo de internação, que depende não apenas do tempo de permanência, são definidos valores diferenciados segundo a complexidade do hospital e outras especificidades como a especialidade médica – clínica médica, clínica cirúrgica, UTI, etc. (UGÁ, 2012). Devido às potenciais distorções que esse modelo acarreta, o modelo de diárias hospitalares (Per Diem) tem sido considerado altamente insatisfatório. Por isso, na maior parte dos países que o adotavam na sua forma original, este modelo tem sido associado a outros, constituindo sistemas mistos.

5.1.3 Bundled Services (pacotes)

Outro modelo de remuneração que merece atenção são os "bundles", também denominados de "pacotes". Eles consistem em um conjunto de estratégias terapêuticas utilizadas para proporcionar a melhoria do cuidado do paciente. Eles são conhecidos como uma forma estruturada de implementar melhorias nos processos. Esse modelo de remuneração está relacionado ao tipo de tratamento prestado ao paciente. Um exemplo de **"bundle"** é o direcionado para diminuir infecção primária da corrente sanguínea relacionada ao uso de cateter venoso central. Desse modo, para utilizar os "bundles" de forma que seja benéfica para a operadora de planos de saúde é importante saber como negociá-lo. Isso é fundamental, pois, o setor convive com cobranças de insumos e materiais médico- hospitalares que muitas vezes seguem tabelas com valores diferentes em relação às várias regiões do país e até mesmo dentro do mesmo estado. A negociação de pacotes fixa os preços do procedimento por um período preestabelecido para vigência do mesmo. A negociação dos pacotes na auditoria, uma vez que, quando bem realizada, permite que as partes possam previamente projetar valores a serem pagos e recebidos, com glosa zero caso a autorização esteja correta.

Segundo Bichuetti e Mere (2016) o prestador recebe um valor acordado com a fonte pagadora pelos serviços prestados ao paciente ao longo de todo o tratamento de uma condição específica (por exemplo, insuficiência cardíaca, diabetes).

Segundo Takahashi (2011) o procedimento gerenciado é o pagamento a partir da composição de um "pacote" de serviços, geralmente para procedimentos cirúrgicos. Nesse modelo, há um agrupamento de todos os itens utilizados em média na assistência ao paciente (diárias, materiais, medicamentos, taxas, entre outros) com definição de um preço único para o "pacote" de determinado procedimento. Estabelece-se um protocolo de utilização dos recursos, principalmente os de alto custo, que devem ser seguidos pelos médicos para a maioria dos casos. Quando ocorre uma intercorrência na internação do paciente, consumindo muito mais recurso do que o previsto no "pacote", o prestador e a fonte pagadora negociam o pagamento do excedente por meio de justificativas médicas. Sobre o uso dos pacotes, Silva (2003) diz que se tratam de "Procedimentos de Preços Previsíveis", geralmente utilizados em procedimentos de menor complexidade. Para ter sucesso nesse modelo, é importante que o hospital tenha experiência com a realização dos procedimentos cirúrgicos a serem "empacotados", pois se não houver histórico de realização ficará difícil de o prestador definir o protocolo de utilização dos recursos, o que acarretará grande risco para este.

Outro ponto importante é o envolvimento do corpo clínico do hospital na formatação deste produto, já que a eficiência do hospital depende completamente dos médicos cumprirem os protocolos estabelecidos. Isso faz com que os hospitais de corpo clínico aberto tenham mais dificuldades de implantar os procedimentos gerenciados que os de corpo clínico fechado.

Essa forma de remuneração permite uma maior previsibilidade para as fontes pagadoras e divide o risco com os hospitais. Além disso, valoriza mais a eficiência do prestador, deixando de lado a comodidade de utilização de recursos do modelo *fee-for-service.*

Silva (2003) faz uma crítica aos pacotes decorrentes de sua formatação. Estes deveriam se basear em protocolos clínicos, elaborados pelos médicos especialistas no assunto, mas, "como a aceitação pelos médicos é demorada, a área administrativa acaba se baseando em um valor médio." Como vantagens, o autor destaca a redução de custos e a eliminação de conflitos do sistema de cobrança e pagamento.

5.1.4 Captation

Captation é o modelo de remuneração por vida assistida. Calcula um valor fixo para um serviço prestado, independente do desfecho clínico do mesmo. Assim como os outros modelos, esse modelo possui prós e contras. Os benefícios do captation incluem a redução de custos desnecessários, relacionados tanto com a assistência prestada ao paciente quanto aos exames e procedimentos direcionados a eles. Este modelo também proporciona a previsibilidade dos gastos para a fonte pagadora e da receita para a fonte prestadora do serviço. Por fim, as desvantagens relacionadas a esse modelo consistem no fato de que ele não estimula a melhoria da qualidade do serviço prestado ao paciente, o que influencia diretamente de forma negativa na saúde do internado.

Segundo Takahashi (2011) *capitation* é mais frequente na remuneração do profissional médico do que naquelas voltadas ao hospital ou clínica. Neste modelo, o prestador recebe um valor fixo para cada beneficiário assistido numa determinada região, pela qual passa a se responsabilizar. Todo atendimento desta população fica a cargo do prestador que deve gerenciar a utilização dos recursos em saúde. O risco arcado pelo prestador é maior e necessita de maior controle tanto por parte da operadora quanto do prestador (BALZAN, 2000). A imposição de um limite máximo na lista de pacientes tem sido uma medida tomada para a preservação da qualidade da atenção. Uma outra medida nessa direção é o ajuste da remuneração em função do risco da população, para evitar a seleção de risco. Um exemplo desse modelo, seria a definição de taxas de capitação maiores para idosos (ANDREAZZI, 2003).

Neste modelo, a possibilidade de transferência do paciente para um outro profissional é um incentivo para o desenvolvimento de uma boa relação com ele. Não há necessidade da auditoria de contas mas sim de uma avaliação global da atenção prestada àquele grupo. Um dos problemas desse modelo de remuneração é a dificuldade de estabelecer indicadores "positivos" da atenção à saúde, que meçam a saúde da população e não a doença, como tradicionalmente fazem os indicadores de utilização (ANDREAZZI, 2003).

Segundo ANS (2019) um dos modelos mais amplamente discutidos é Capitation, que é definido como um modelo de remuneração de médicos ou outros prestadores de serviços de saúde, por meio do estabelecimento de um valor fixo por paciente cadastrado (per capta) para o fornecimento de serviços de saúde previamente contratados, para uma população definida, em um período de tempo especificado. O prestador recebe um montante de recursos periodicamente, geralmente anual, que equivale ao número de indivíduos a ele adscritos, multiplicado por um valor per capita. Este valor unitário é frequentemente ajustado por risco, considerando, pelo menos, o sexo e a idade da população. A remuneração independe da quantidade de serviços prestados e esse valor fixo é pago antecipadamente (ex ante) (UGÁ, 2012; BOACHIE et al., 2014; BICHUETTI e MERE JR., 2016). Há a possibilidade de implementar a captação por região geográfica ou captação por lista de pacientes. Com a captação por região geográfica, o recurso financeiro é alocado, em geral, para uma autoridade sanitária, para os cuidados em saúde de uma população em uma determinada área. Com a lista de pacientes, o recurso é alocado a um prestador para cuidar da saúde de todos os indivíduos inscritos em uma lista, havendo a possibilidade, nesse caso, de escolha do prestador pelo usuário dos serviços. A segunda forma de captação, por lista de pacientes, é mais comum e mais facilmente implementável na saúde suplementar. Desse modo, o prestador de serviços absorve parte do risco, uma vez que concorda em fornecer serviços de saúde.

5.1.5 Grupos de *Diagnosis Related Group* (DRG´s)

Segundo Takahashi, (2011) os Grupos de DRG´s - *Diagnosis Related Group* são uma alternativa para o pagamento itemizado, baseada em um valor global, definido prospectivamente por diagnóstico.

Os DRG´s constituem um sistema de classificação de pacientes internados em hospitais de casos agudos (internação de até 30 dias), desenvolvido por uma equipe de pesquisadores da Universidade de Yale, nos Estados Unidos. O objetivo inicial da equipe era realizar pesquisa nas áreas de gerência, planejamento e revisão de utilização hospitalar, motivada principalmente pela criação em 1965 do programa Medicare. Este determinava que cada hospital pertencente ao programa deveria ter um comitê de revisão de utilização, assim como um programa para essa revisão (MULLIN, 1986).

O sistema de classificação buscou correlacionar os tipos de pacientes atendidos pelo hospital com os recursos consumidos durante o período de internação, criando grupos de pacientes coerentes do ponto de vista clínico e similares ou homogêneos quanto ao consumo dos recursos hospitalares (NORONHA, 1991). O desenvolvimento do sistema teve como objetivo inicial permitir a monitoração da qualidade da assistência e utilização dos serviços hospitalares. No final da década de 70, foi adaptado para ser utilizado como base para o pagamento a hospitais do estado de New Jersey, EUA e desde a década de 80 está sendo utilizado também para a remuneração a hospitais que prestam assistência ao Medicare (NORONHA, 1991).

Dessa forma, os DRG's definem como produtos hospitalares, os pacientes egressos, agrupados de acordo com o perfil de recursos recebidos durante a internação. Este conceito parte do pressuposto que grupos de doentes tenham atributos demográficos, diagnósticos e terapêuticos comuns, que determinariam as condutas médicas adotadas. Assim, o tempo de internação é uma variável dependente de algumas variáveis independentes, tais como: diagnóstico principal, procedimento principal, presença de complicações importantes ou diagnósticos associados, outros procedimentos operatórios, idade do paciente e condição de saída. Os grupos foram delineados a partir da 9ª revisão da CID, envolvendo 23 grandes grupos diagnósticos mutuamente exclusivos e, dentro destes, definidos um total de 467 DRG's. A experiência de Maryland, nos Estados Unidos, mostra um importante avanço com a utilização do modelo de pagamento por grupos de diagnósticos homogêneos (DRG). Desde os anos 70, quando o estado de Maryland desenvolveu o modelo de pagamento por DRG, este experimenta as menores taxas de aumento do custo hospitalar de todo o país (BANCO MUNDIAL, 2010).

Os DRG's permitiram ao programa estabelecer um preço razoável para um conjunto essencial de serviços hospitalares. O preço estabelecido para cada DRG reflete o custo dos recursos usados ao tratar cada paciente, o que pode assegurar a alocação apropriada de recursos financeiros, assim como o nível adequado de provisão dos serviços.

O bom resultado do sistema de Maryland é em grande parte decorrente de duas atividades importantes: a) a recompilação e a publicação sistemática dos dados sobre os resultados dos hospitais; e b) o uso dos DRG's como base para o pagamento dos hospitais e a avaliação de seu desempenho. A utilidade no uso das informações de custo e qualidade emana da capacidade do sistema de DRG em fornecer definições dos produtos associados a atenção hospitalar. Essas definições permitiram aos formuladores de políticas de saúde desenvolver comparações significativas sobre o desempenho relativo de hospitais nos temas de eficiência e qualidade (BANCO MUNDIAL, 2010).

Alguns pontos foram levantados por Andreazzi (2003) como críticos a esse modelo. Um deles é que os custos dos diagnósticos podem variar com uma série de fatores como idade do paciente, gravidade do caso e patologias associadas. Para isso, os DRG's norte-americanos preveem alguns ajustes, como idade e área geográfica da internação, custos excepcionais e de ensino (UGÁ, 1994). Outro ponto importante é que os diagnósticos contidos nas tabelas acabam possuindo diferentes taxas de lucro, seja porque a técnica empregada foi modificada, mas a tabela não acompanhou a mudança, seja por distorções, pois tecnicamente é difícil incluir todos os casos em uma mesma lista (BANCO MUNDIAL, 1993, apud ANDREAZZI, 2003). Dessa forma, com o tempo, os prestadores acabam conhecendo quais são os diagnósticos mais vantajosos, o que pode induzir à mudança da informação apresentada ao órgão financiador ou evitar a internação de pacientes com esses diagnósticos.

5.1.6 Pagamento por Desempenho (Pay For Performance – P4P)

Conforme ANS (2019) o pagamento por desempenho ou Pay For Performance (P4P) tem sido apontado como alternativo ao Fee For Service - modelo padrão de remuneração de prestadores de serviços, embora não se constitua, em si mesmo, um modelo de remuneração. O P4P caracteriza-se pela remuneração ajustada pelo desempenho dos prestadores de serviços, entretanto é uma espécie de "guarda-chuva", que deve estar associado a outro modelo específico. Desse modo, o P4P ajusta o montante de recursos a ser pago ao prestador de serviços de saúde segundo o seu desempenho através de algum método já existente, em geral por orçamento global ou por Capitation e, em alguns casos, por DRG ou até mesmo o próprio FFS ou ainda criando outras propostas inovadoras. Para ser considerado um modelo deve haver a previsão de avaliação do desempenho do prestador e é fundamental a mensuração de indicadores de qualidade da atenção de uma dada população, que podem ser de estrutura, de processo ou de resultados e, ainda, quantitativos ou qualitativos (UGÁ, 2012; MILLER, 2017). O P4P tem como objetivo a busca pela redução dos custos globais do sistema de saúde e o aumento da qualidade na atenção à saúde, bem como da efetividade dos serviços. Miller (2017) também aponta que, na maioria dos sistemas que implementam o P4P, o prestador de serviços de saúde ainda é pago usando a mesma estrutura do Fee For Service que existia anteriormente, com a diferença de que o valor do pagamento de um serviço individual é modificado com base no desempenho do prestador de serviços em relação à qualidade do atendimento. Ademais, Miller (2017) faz severas críticas a esse modelo por não garantir, necessariamente, que os serviços prestados sejam apropriados, de alta qualidade e alcancem os resultados desejados para um paciente específico. Isso decorre do fato de que os indicadores de qualidade utilizados são tipicamente definidos para um grupo de pacientes, não para cada paciente individualmente e, em geral, retrospectivamente. Desse modo, o prestador continua sendo remunerado quando um serviço é prestado a um paciente individual, mesmo que esse serviço não atenda ao padrão de qualidade para aquele paciente especificamente.

5.1.7 Orçamento Global

Conforme ANS (2019), no contexto da atenção hospitalar, vem se utilizando a remuneração por orçamento global ajustado por desempenho (qualitativo e quantitativo) ou por pagamento prospectivo por procedimento (DRG), dependendo do país (BOACHIE et al., 2014; UGÁ, 2012). Entretanto, para este tipo de atenção à saúde, os sistemas híbridos de pagamento são comuns. Um mix de esquemas de remuneração pode significar uma combinação de DRG e Orçamentos Globais, mas também pode incluir pagamentos dentro da arquitetura do Fee For Service para determinados procedimentos, taxas por dia ou remuneração por itens (menos comuns).

Já no setor público brasileiro, uma das modalidades que vem sendo cada vez mais implementada pelos gestores é o pagamento por Orçamento Global ou Transferência Orçamentária. Em geral, essa modalidade de remuneração não é implementada isoladamente, estando com frequência associada à outra modalidade, dado que se caracteriza primordialmente pelo pagamento de valores adicionais dependentes do desempenho do prestador, de forma a evitar algumas das desvantagens apresentadas pelo modelo, como por exemplo, o potencial incentivo à subutilização dos serviços e à seleção adversa de risco (NORONHA et al., 2004; LIMA e RIVERA, 2012).

5.1.8 Saúde Baseado em Valor

Value Based Health Care – VBHC (Saúde Baseado em Valor) foi concebido em Harvard, em 2006, pelos professores Michael Porter e Elizabeth Telsberg, através de sua obra "Redefining Health Care: Creating Value-Based Competition on Results (PORTER E TEISBERG, 2006)".

Segundo Carefy (2021), devido a alta inflação na internação hospitalar, a qual ocorre muitas vezes pela falta de otimização de processos e pela existência de falhas e gargalos na operação, foram desenvolvidos outros modelos de remuneração com um conceito inovador.

Diferente da forma de remuneração do fee service, o modelo de saúde baseado em valor está relacionado com o desfecho clínico do paciente. Ou seja, a instituição de saúde não é remunerada de acordo com a quantidade de procedimentos e tratamentos direcionados ao paciente. Mas sim, em concordância com a saúde do internado. Esse modelo incentiva as instituições de saúde a melhorarem os processos internos para otimizar o cuidado prestado ao paciente e promover o cuidado de qualidade. Também proporciona a redução de custos desnecessários e o entendimento da operação como um todo para proporcionar a melhor experiência ao paciente. Apesar de não ser o modelo com o maior índice de utilização, a adesão a essa forma de remuneração é uma tendência a ser seguida pelo setor da saúde nos próximos anos.

Por isso, esse modelo de remuneração tem extrema importância para o setor saúde, pois é focado na melhora da qualidade da assistência na saúde suplementar.

Como funciona o modelo de remuneração na Saúde Baseada em valor?

Um exemplo de saúde baseada em valor consiste em pagar a uma instituição de saúde levando em consideração fatores como:

- Ocorrência de eventos adversos na permanência do internado na instituição;
- Reinternação do paciente;
- Desfecho não satisfatório;

E remunerar um valor muito maior nos casos de:

- Melhora da condição clínica do paciente;
- Prevenção/ tratamento satisfatório do internado;
- E a não ocorrência de inconsistências no tratamento prestado ao paciente

Além disso,

1. Discurso de Empoderamento do Paciente – no qual a SBV é uma estrutura para fortalecer a posição dos pacientes em relação às suas decisões médicas;
2. Discurso de Governança – em que a SBV é um kit de ferramentas para incentivar os prestadores de serviço;
3. Discurso do Profissionalismo – a SBV é uma metodologia para a prestação de cuidados de saúde;
4. Discurso da Crítica – a SBV é repreendida como dogma de manufaturabilidade. Apesar das divergências entre estas diferentes linhas de raciocínio elas convergem quanto à percepção de que a tomada de decisão compartilhada é um componente-chave da SBV, fato que contrasta com a

literatura pioneira sobre o tema. E, de acordo com os autores, o significado de SBV – incluindo suas implicações percebidas para a ação – depende muito do quadro de referência que um ator ou organização traz à tona ao buscar mais valor para os pacientes e reconhecer que essa questão é uma preocupação vital ao estudar, implementar e avaliar a SBV (STEINMANN et al., 2020).

Dourado et al. (2021) comentam que Saúde Baseada em Valor (SBV) surgiu recentemente como um movimento proeminente nos cuidados de saúde que se concentra em maximizar os resultados alcançados por valor monetário investido. Apesar da SBV se assemelhar ao método de análise de custo efetividade (ACE) por ambos tratarem do investimento em saúde, tais abordagens se diferem em relação às suas principais aplicações, perspectivas e os tipos de custos e resultados que consideram (TSEVAT e MORIATES, 2018).

Enquanto a ACE geralmente considera os custos e benefícios da perspectiva da sociedade ou do setor de saúde, a SBV se destina a adotar a perspectiva do paciente. Com isso, a ACE tem como objetivo informar as decisões de cobertura em um nível de grupo ou população e a SBV deve ser implementada no nível das interações médico-paciente. Neste ínterim, o pagamento baseado em valor emergiu como um componente visível da SBV e está ganhando espaço nos Estados Unidos em várias formas, particularmente pagamentos agrupados e organizações de atendimento responsável, em um esforço para recompensar o atendimento de alto valor e desincentivar o atendimento de baixo valor (TSEVAT & MORIATES, 2018).

5.2 Discussões

1. Furlan (1999), em sua pesquisa, chegou às seguintes conclusões:

- Existe a necessidade de se definir o que são diária hospitalar e taxa de sala cirúrgica em razão da imprecisão destas nas atuais tabelas de preços hospitalares e de aspectos administrativos, econômicos e jurídicos que justificam esta exigência.
- Pode-se esperar uma maior competitividade entre os hospitais, e ganho de eficiência no setor, se fossem uniformizadas as definições de diária hospitalar e taxa de sala cirúrgica.
- As tabelas de preços dos serviços praticadas pela maioria dos hospitais não guarda relação com seus respectivos custos, indicando um empirismo

administrativo que favorece a ineficiência no setor.

2. Entre as conclusões da pesquisa desenvolvida por Takahashi (2011) ressalta-se as seguintes observações:

- A relação entre as operadoras de planos de saúde e os hospitais é caracterizada por interesses divergentes e ambos os agentes reconhecem que para se manterem no mercado de saúde suplementar é preciso criar mecanismos saudáveis de relacionamento comercial. Porém, ainda é muito forte a desconfiança entre as partes. A tendência de concentração das operadoras descrita anteriormente torna essa questão ainda mais relevante e crítica para a manutenção dos modelos existentes. São frequentes as queixas dos hospitais quanto à imposição de regras por parte das operadoras com grande poder de negociação.
- Há grande dificuldade de envolver os médicos na discussão dos modelos de remuneração hospitalar e essa é sem dúvida uma tarefa necessária. Sem a aderência dos médicos aos novos modelos de remuneração hospitalar, não há sucesso em sua implantação. Toda a produção do serviço hospitalar depende das indicações e prescrições médicas e, portanto, eles são atores centrais nessa discussão. Não há como discutir os modelos de remuneração hospitalar sem discutir os modelos de remuneração do profissional médico. Portanto, em algum momento será necessário que os dois grupos de trabalho da ANS trabalhem em conjunto e aprofundem as discussões sobre a participação de cada elo na cadeia produtiva. Cabe aqui ressaltar a necessidade de se controlar e regulamentar a relação entre a indústria de equipamentos, materiais e medicamentos, os médicos e o hospital, com o intuito de sanar os desvios encontrados atualmente no mercado.

3. Bichuetti e Mere (2016) fazem as seguintes colocações com relação à questão: "O que emperra a adoção de um modelo adequado a prestadores e pagadores?"

   A obtenção de consenso sobre um modelo de pagamento adequado ao Brasil esbarra em alguns obstáculos:

- Prestadores são pulverizados pelo país, e mesmo nos grandes centros são poucos os grandes complexos de serviços de saúde. Não há união entre os prestadores que possibilite um trabalho conjunto destinado a obter um modelo benéfico a todos. Impera o individualismo.

- Fontes pagadoras parecem não estar dispostas a assumir riscos de mudança de modelo. Com maior poder de barganha do que as centenas de prestadores independentes, elas se acomodam com o status quo do Fee for service, pressionando por preços baixos. A Agência Nacional de Saúde Suplementar (ANS) incentivou a formação, em 2013, de grupos de trabalho entre hospitais e fontes pagadoras para debater possíveis soluções; o empenho foi descontinuado pela ausência de participantes. Dito dessa forma, parece que a "culpa" recai somente sobre os pagadores; vale, porém, destacar que eles também sofrem pressões decorrentes de aumentos de sinistralidades, impactando seus resultados, transformando-se em um dos principais influenciadores de seu modo de operação e negociação.
- Muitos médicos trabalham em diferentes hospitais e não são fiéis a eles. Atendem a vários pacientes por hora para compensar a baixa remuneração e solicitam exames em excesso, seja por não dedicar tempo a uma análise clínica aprofundada do paciente, seja por falta de segurança. A forma como são contratados desestimula-os a desenvolver dedicação à instituição; eles são executores, e não gestores de saúde preocupados com todo o ciclo de tratamento dispensado aos pacientes.
- Esses modelos exigem regras claras para seu adequado funcionamento e padronização de processos e insumos para uma segura formulação de preços. Deixam, também, um risco para o prestador quando este assume as responsabilidades pelo financiamento e pela qualidade do serviço prestado, além de exigirem envolvimento médico para que o desfecho clínico seja o melhor possível.
- Ações como a implantação de uma plataforma disponibilizada pela fonte pagadora que possibilite ao médico acompanhar a trajetória do paciente na rede credenciada poderia reduzir o número de solicitações de exames e/ou de repetições de tratamentos sem bons resultados, sobretudo aos doentes crônicos. O sistema TISS — Troca de Informações na Saúde Suplementar — implantado por iniciativa da ANS, está formando uma base de dados, porém seu uso ainda é restrito. Como diz Kaplan, "o que não é medido, não é gerenciado". Soluções podem existir, mas demandam um esforço conjunto entre os atores. Alterar simplesmente o modelo de remuneração sem a conscientização de que é necessário haver mudanças de atitude e de cultura assistencial e empresarial é buscar solução de curto

prazo que arrastaria para o futuro as mesmas mazelas do sistema atual.

4. Segundo ANS (2019) todos os modelos de remuneração apresentados demonstram vantagens e desvantagens, levando a diferentes distorções, as quais podem prejudicar a qualidade do cuidado oferecido. Sistemas mistos têm sido considerados para minimizar os problemas de cada um dos modelos. Entretanto nenhum modelo apresentado mostrou-se suficientemente bom para dar conta de todos os desafios da qualidade em saúde, tendo, muitas vezes, o objetivo da redução de custos em saúde. Os desafios da superação do modelo clássico Fee For Service (FFS) e suas mazelas, bem como de modelos de remuneração que agreguem valor, ainda estão em processo de aperfeiçoamento. Entretanto, não se trata de buscar simplesmente a extinção do Fee For Service, visto que existem contextos em que o FFS aprimorado pode ser o mais adequado. Para cada situação específica, podem existir determinados modelos de remuneração que sejam mais adequados.

Sumário

O capítulo faz uma descrição sobre oito dos Modelos de Remuneração mais utilizados com as contribuições de pesquisas realizadas por diversos autores/pesquisadores, bem como da ANS (2019), onde pontos positivos e negativos são frisados. Em seguida são feitas discussões com relação ao tema dos Modelos de Remuneração por parte de: Furlan (1999), Takahashi (2011), Bichuetti e Mere (2016,) e da ANS (2019) com sugestões relevantes.

Questões para Análise e Discussão

1. Descreva as características, vantagens e desvantagens dos sistemas de Diagnosis Related Groups (DRG).
2. Descreva vantagens e desvantagens do modelo Fee for Service.
3. Comente o comentário em ANS (2019): "Para cada situação específica, podem existir determinados modelos de remuneração que sejam mais adequados".
4. Comente em ANS (2019): "Todos os modelos de remuneração apresentados demonstram vantagens e desvantagens, levando a diferentes distor-

ções, as quais podem prejudicar a qualidade do cuidado oferecido."

5. Comente em Bichuetti e Mere (2016): "O que emperra a adoção de um modelo adequado a prestadores e pagadores?"

Referências Bibliográficas

ANS - AGÊNCIA NACIONAL DE SAÚDE SUPLEMENTAR. Guia para Implementação de Modelos de Remuneração baseados em valor, 2019. Acesso em 11/10/024.

ANDREAZZI, M. Formas de remuneração de serviços de saúde. Texto para discussão n. 1.006. Brasília: Ipea, 2003.

BANCO MUNDIAL. *En Breve*, vol 156, Junho de 2010. Disponível em: http://siteresources.worldbank.org/INTLAC/Resources/257803- 1269390034020/EnBreve_156_Printable.pdf acesso em 25 de julho de 2010.

BOACHIE, M. K. et al. Healthcare Provider - Payment Mechanisms: A Review of Literature. Journal of Behavioural Economics, Finance, Entrepreneurship, Accounting and Transport, Vol. 2, No. 2, 41-46, 2014. Disponível em: http://pubs.sciepub.com/jbe/2/2/2.

BICHUETTI, J. L.; MERE JR., Y. A. Modelos de Remuneração na Saúde. Harvard Business Review Brasil, ago. 2016. Disponível em: https://bc.pressmatrix.com/pt-BR/profiles/3c24c670a5ee/editions/28565a058513d802c50f/preview_page.

CAREFY BLOG. Entendendo os modelos de remuneração em saúde. Acesso em 01/11/2021.

DOURADO, P.; JARDIM, T. V.; VIEIRA L.; LIMA A.; Saúde Baseada em Valor. Acesso em 20 de outubro de 2021.

FURLAN, J. C. Conta Hospitalar: Análise Crítica das Definições de Diária e Taxa de Sala Cirúrgica. Dissertação apresentada ao Curso de Pós-Graduação da FGV/EAESP. São Paulo: 1999. Acesso em 13/10/20214

MILLER, H. D. Why Value-Based Payment Isn't Working, and How to Fix It. Creating a Patient-Centered Payment System to Support Higher-Quality, More Affordable Health Care. Center for Healthcare Quality & Payment Reform. First Edition. October 2017.

MULLIN, R.L. Development of DRG´s. In: *International Conference on Management and Financing of Hospital Services,* London, 1986. Proceedings. London, Health Systems International, 1986.

NORONHA, M.F et al. Potenciais usos dos AP-DRG para discriminar o perfil da assistência de unidades hospitalares. Cad. Saúde Pública, Rio de Janeiro, 2004.

PORTER, M. e TEISBERG; *Redefining Health Care: Creating Value--Based Competition on Results.* Harvard Business Review Press; Boston, 1ª edição, 2006.

ROBINSON, J.C. Theory and Practice in the design of physician payment system. *The Milkbank Quartely*, v. 79, n. 2, 2001.

SILVA, A. A. Relação entre Operadoras de Planos de Saúde e Prestadores de Serviços - Um Novo Relacionamento Estratégico. Recuperado de: http://www.ans.gov.br/portal/upload/biblioteca/TT_AR_6_AAlvesdaSilva_RelacaoOperadorasPlanos.pdf, 2003.

STEINMANN, G. et al. Redefining value: a discourse analysis on value-based health care. BMC Health Serv Res. 2020. Acesso em 28/09/2021.

SOUZA, R. M. L. O mercado de Saúde Suplementar no Brasil. Regulação e resultados econômicos dos planos privados de saúde. 2014. 296f. Tese (Doutorado em Políticas Públicas, Estratégias e Desenvolvimento), Universidade Federal do Rio de Janeiro, Rio de Janeiro. 2014.

TAKAHASHI, A.C.D. Análise do modelo de remuneração hospitalar no mercado de saúde suplementar paulistano. Dissertação de Mestrado apresentada à Escola de Administração de Empresas de São Paulo da Fundação Getúlio Vargas. São Paulo, 2011.

TSEVAT, J. & MORIATES, C. Value-Based Health Care meets cost-effectiveness analysis. Ann Interm Med. 2018. Acesso em 27/09/2021.

UGÁ, M. A. D. Sistemas de alocação de recursos a prestadores de serviços de saúde – a experiência internacional. Ciência e Saúde Coletiva, Rio de Janeiro, 2012. Disponível em: http://www.scielosp.org/pdf/csc/v17n12/28.pdf.

WANICK, A. Incentivos no Mercado de Saúde Suplementar. In.: BRASIL, Ministério da Saúde. *Estudo de Reestruturação de Mercado de Saúde Suplementar.* Agência Nacional de Saúde Suplementar. Rio de Janeiro, 2000.

Capítulo 6

Precificação de Serviços Hospitalares

6.1 Preço Baseado no Custo mais Lucro e Preço Baseado no Valor ao Cliente

Dois são os métodos básicos para precificar os produtos e serviços: Custo mais lucro versus preço baseado no valor ao cliente. A melhor escolha depende do tipo do negócio, do que influencia os clientes a comprar, e a natureza da competição.

Preço baseado no custo mais lucro considera o custo de produzir o serviço e adiciona uma quantia necessária para a obtenção do lucro. Geralmente mais aplicável em negócios que envolvem grandes volumes, ou que opera em mercados dominados por competição em preço. Contudo, ignora a imagem e posição no mercado, os custos ocultos são facilmente esquecidos, e, em consequência o verdadeiro lucro por venda é muitas vezes inferior ao que se imagina.

Preço baseado no valor foca no preço que se acredita que os clientes estão desejosos de pagar, baseado nos benefícios que o serviço lhes oferece. Se esses benefícios estão claramente definidos isso representará uma vantagem sobre os competidores, ou seja, pode-se precificar de acordo com o valor que é oferecido. Enquanto que esse enfoque pode se mostrar muito lucrativo, ele pode reprimir potenciais clientes interessados somente em preço, além de atrair novos competidores.

Quando se coloca um valor em serviços, ao invés de trabalhar a partir de um preço unitário, é necessário pensar cuidadosamente no valor proporcionado pela sua *expertise* bem como de outros aspectos de seu serviço, tais como rápida resposta no tempo. Por exemplo, um técnico de TI que é capaz de resolver um problema em duas horas poderá valer mais para o cliente do que um que leva dois dias. Eles seriam capazes de precificarem mais por seus serviços, muito embora tenham despendido um número menor de horas de trabalho manual. Posiciona os preços primária e exclusivamente no valor percebido ou estimado ao consumidor, do que propriamente no preço resultante do custo do produto/serviço ou nos preços históricos.

Serviços que são intensamente comercializados ou que são vendidos para consumidores altamente sofisticados em grandes mercados, usualmente são vendidos baseados no custo mais lucro. Preço baseado-no-valor é mais bem-sucedido quando os produtos são vendidos baseados em emoções (moda), em nichos de mercado, quando se observa escassez.

No longo prazo, por definição, os preços baseados no valor são sempre mais altos ou iguais aos preços derivados da precificação baseada no custo (se fossem menores, isso significaria que o valor real percebido pelo cliente seria menor que os custos de produzir o serviço mais a margem de lucro, significando que as empresas no longo prazo não estariam interessadas em produzir o serviço naquele preço).

Preço baseado no valor pressupõe um conhecimento do valor para o cliente. Em muitos casos obter esse entendimento requer uma pesquisa primária. Isso pode incluir avaliação das operações do cliente e entrevistas com o pessoal do cliente. Métodos de pesquisa são muitas vezes usados para determinar o valor que um cliente atribui ao produto ou serviço. Os resultados de tais pesquisas muitas vezes descrevem os desejos dos clientes em pagar.

A principal dificuldade é que o desejo do cliente de pagar certo preço difere entre clientes, entre países, e no mesmo cliente pode variar em diferentes situações (dependendo em suas necessidades reais apresentadas) de tal forma que um verdadeiro preço baseado no valor durante todo o tempo é impossível. Também, um foco extremo no preço baseado no valor pode levar os clientes a um sentimento de estarem sendo explorados, o que não é interessante para a empresa no longo prazo. Muito embora a dificuldade de sua implementação, qualquer produção e qualquer posição de mercado deveria levar em consideração o valor que o serviço traz ao consumidor nos estágios mais iniciais de desenvolvimento e é, por isso, empregado por muitas empresas.

O preço baseado no valor é, pois, o preço que o cliente está disposto a pagar tendo em vista o valor percebido no serviço. Importante observar, contudo, a existência das leis de mercado (intersecção da procura e da oferta do referido serviço) que não podem ser omitidas e elas definem o preço final a ser pago. Se por exemplo, o cliente valoriza um determinado produto em R$200,00 significa dizer que ele está disposto a pagar qualquer valor igual ou menor que esse. Se o preço de mercado for R$150,00 esse é o valor que ele irá pagar. O inverso também é verdadeiro. Se o preço de mercado for superior a R$200,00, ele poderá não estar disposto a adquirir o serviço.

Harman e Peterson (1990) listam alguns dos problemas das técnicas de contabilidade tradicional na determinação dos custos o que deveria ser considerado na análise do preço baseado no custo:

- Políticas sobre alocação de custos não são sempre razoáveis. Por exemplo, custos indiretos são alocados com base nos custos da mão de obra direta, mesmo que esses custos representem, nos dias de hoje, uma pequena percentagem da produção.
- Os registros de depreciação não estão compatíveis com a atual deterioração dos ativos porque se trata de um processo irregular. Os ativos não são verificados anualmente para determinar seu valor.
- As métricas de eficiência se referem a ações internas que procuram manter pessoas e máquinas ocupadas. Elas não medem aspectos relacionados aos clientes (entrega em tempo, qualidade, etc.).
- O objetivo é alcançar o custo padrão, não o melhoramento do processo.
- Inventário é um ativo. O custo de manter inventário não é calculado. O controle tradicional do inventário não está relacionado com a minimização do custo do inventário. O foco prioritário é evitar faltas no inventário.
- O objetivo da contabilidade de custos é conhecer o custo exato de um produto, mas alterações na demanda trazem mudanças no custo de uma produção devido à média de custos fixos (custo fixo sobre o número de unidades que são executadas).

Os gerentes reclamam que usam o custo para tomada de decisões em ações como preço, lucratividade do serviço ou de terceirização. Assim, nem sempre as companhias podem precificar um produto com base no custo. Cada vez mais o preço é fixado pelo que o cliente deseja pagar, estando subordinado, todavia, ao que o mercado estabelece. Assim, pode-se dizer que um custo aproximado é o suficiente.

6.2 Estratégias de Precificação dos Serviços Hospitalares

O capítulo 5 discorreu sobre diversos modelos de remuneração de serviços hospitalares, que nem sempre representam os custos reais com as respectivas margens de lucro dos serviços prestados. Diversas são as razões, entre as quais a dificuldade da obtenção de custos precisos, e na busca do seu aperfeiçoamento, o histórico demonstra as diversas técnicas/metodologias de custo que vêm surgindo. Na presente obra, os capítulos de 2 a 4 as apresentam (custeio tradicional através do custeio por absorção, o custeio baseado-em-atividades –ABC, e o custeio baseado-em-atividades orientado ao tempo – TDABC). Contudo, o mercado define o preço e nesse cenário o preço de mercado pode ser representado pela remuneração obtida através de algum dos modelos de remuneração disponíveis.

Assim pode-se escrever a equação básica:

Preço de Venda do Serviço = Custos + Margem de Lucro,

No caso, Remuneração do Serviço = Custos + Margem de Lucro, donde se conclui que

Margem de Lucro = Remuneração do Serviço – Custos do Serviço ....(1)

A equação (1) mostra, obviamente, que o lucro é positivo quando a remuneração for superior aos custos. A consequência importante dessa equação é a necessidade imperiosa do prestador de serviços aplicar uma metodologia adequada/precisa de custo para conhecer sua rentabilidade e se resguardar de não entrar na zona de margem negativa.

6.2.1 Aplicação de um exemplo de precificação

Seja como exemplo o valor do custo unitário final do procedimento de cirurgia sinusal endoscópica (ESS), apresentada no capítulo 3, com o valor de R$9.761,55 (bom considerar que se trata de um valor meramente ilustrativo como informado anteriormente).

Caso o prestador do serviço aplicasse tão somente os custos reais e a margem de lucro, ter-se-ia, a menos dos impostos, e considerando uma margem de lucro de 15% (valor definido pelo prestador), o seguinte valor:

Valor do procedimento = 9.761,55 + 0,15 * 9.761,55 = 11.225,78. Esse seria o valor, a menos dos impostos, a ser considerado pelo prestador do serviço.

Por outro lado, o prestador possivelmente estará utilizando um dos modelos de remuneração abordados no capítulo anterior e que possivelmente não leva em conta o custo real aplicado nesse exemplo.

Mesmo assim é fundamental que o prestador tenha conhecimento do valor obtido pelo custo (utilizando a metodologia correta de obtenção de custos) do procedimento, para que ao comparar com o valor da remuneração aplicada verifique como está sua margem, e quais providências necessita adotar para reduzir custos, obviamente sem reduzir a qualidade dos serviços prestados.

6.2.2 Considerações com relação à Precificação

Os sistemas e modelos de remuneração apresentados no capítulo 5 possuem referências para sua aplicação por meio de tabelas, identificando-se entre elas a tabela do Sistema Único de Saúde (SUS), que é utilizada para pagamento hospitalar da rede pública e conveniada, e a tabela da Associação Médica Brasileira (AMB), que é empregada como referência para a remuneração dos serviços médicos, principalmente dos convênios. Outras tabelas estão disponíveis, contudo, todas são derivadas de uma dessas duas listas. A observação que se faz é se essas tabelas levaram em conta as metodologias/técnicas recentes de obtenção de custo dos serviços? Ou se basearam em históricos antigos onde se aplicaram taxas de inflação anuais.

A tabela do SUS é baseada em critérios preestabelecidos no que concerne à definição prévia do valor para o pagamento, definido por meio de critérios adotados com base em cálculo da média de cada ato realizado ou procedimento, consolidados em grupos nosológicos, denominando-se essa forma de pagamento por diagnóstico, ou caso ou produto agregado, sendo um exemplo de Remuneração por Produção. Os valores dessa tabela são determinados centralmente, não levando em consideração os valores praticados no mercado (CHERCHIGLIA, 2017).

A tabela adotada pela AMB traz no seu contexto a discriminação. As negociações de preços de procedimentos assistenciais, desenvolvidas entre prestadores de serviços e o plano de serviços de saúde, por exemplo, é um dos principais entraves no avanço da relação entre eles no Brasil, tendo em vista que essas negociações atrelam qualidade a custo, procurando equacionar todas as situações do segmento empresarial complexo como é o da saúde. Conflitos surgem disso e tem levado a crises no relacionamento entre as operadoras e os prestadores de serviços, e destes com a comunidade em geral (POMPEU, 2016; RIBEIRO, 2017; BICHUETTI E MERE, 2017).

Fatores indutores também se encontram na relação do setor hospitalar privado, como o custo da desconfiança, com distorção dos propósitos, com aplicação de coeficientes de <u>adequação</u> dos preços como previsto na Resolução nº 3, de 2 de março de 2011, da Câmara de Regulação do Mercado de Medicamentos (CMED), o que resulta na necessidade de mudanças estruturais. Entretanto, é necessário ao setor privado hospitalar a adoção da sustentabilidade na promoção do equilíbrio econômico e financeiro, multiplicidade nas formas de remuneração que leve em consideração o desempenho, engajamento do profissional médico, ajuste do risco, levando em consideração o perfil clínico e a complexidade, a livre concorrência, a contratualização e a padronização das diretrizes clínicas (POMPEU, 2016; RIBEIRO, 2017; BICHUETTI E MERE, 2017).

Manso (2017) faz, ainda, a seguinte consideração: "O acesso aos serviços de saúde no Brasil é um tema em constante debate tanto pela importância para o cidadão como pela multiplicidade de interesses associados à prestação desses. É característico dos sistemas de saúde que os pagamentos dos serviços não sejam efetuados diretamente pelos usuários, mas intermediados por fontes pagadoras públicas ou privadas – a relação comercial direta entre prestadores de serviços e usuários é muito pequena. É inevitável, portanto, a utilização de tabelas de preços estabelecendo as condições de pagamento e de aparato regulatório tanto no âmbito do direito do consumidor quanto da regulação governamental de serviços essenciais, custeados direta ou indiretamente pelo fundo público".

Sirur e Pillai (2024) realizaram uma extensa pesquisa on line, com artigos científicos na lingua inglesa, sobre o tema da precificação de serviços hospitalares chegando num primeiro momento a 432 registros e daí a uma lista final de 132 documentos elegíveis, para considerar 107 artigos para a pesquisa. Foram as seguintes as conclusões da pesquisa:

"Os preços impactam a oferta e a demanda de serviços, o que acaba afetando a lucratividade dos negócios. Apesar do impacto na lucratividade, há uma escassez de interesse na precificação de serviços em contextos teóricos e empíricos. O mercado de serviços de saúde não segue uma estrutura tradicional de comprador e vendedor, tornando a precificação de saúde complexa para pacientes e provedores. Os pacientes são insensíveis aos preços ao buscar serviços hospitalares devido à sua necessidade. Da perspectiva dos provedores de saúde, os preços desempenham um papel crucial na determinação dos recursos necessários e no fornecimento de incentivos para uma entrega eficiente, abrangente e de alta qualidade de cuidados de saúde. As características não quantificáveis dos serviços tornam sua precificação desafiadora e distinta daquela de produtos tangíveis. A precificação continua sendo uma ferramenta de gestão subutilizada. Fatores como o envolvimento de pagadores terceirizados ou seguradoras, informações incompletas e processos inadequados de mensuração de custos impactam o foco na precificação de serviços hospitalares. Foram compilados os fatores que sustentam a literatura sobre precificação hospitalar em cinco temas: fatores institucionais, custos, fatores de oferta, fatores de demanda, regulamentação de preços/reembolsos de terceiros. Esses fatores se unem para afetar a precificação de serviços hospitalares. Por exemplo, os sistemas de reembolso diferem entre provedores privados e públicos. Além disso, a literatura documenta objetivos e estratégias de precificação, sendo que o estudo revelou evidências de práticas de desnatação[1], transferência de custos e subsídios cruzados em hospitais. Essa pesquisa sugere que a precificação de serviços em hospitais depende do contexto. Não há políticas de precificação definitivas ou preços ideais que se alinhem aos objetivos do sistema de saúde de um país. Apesar da vasta evidência sobre precificação, ela é amplamente fragmentada, e um foco específico na precificação em países de baixa e média rendas é necessário".

6.2.3 Estratégia de Preço Baseado no Custo Pleno – Markup

O método do custo pleno se baseia na aplicação de todos os custos do serviço acrescido da margem de lucro conforme o exemplo de precificação do item 2 onde o valor do custo unitário final do procedimento de cirurgia sinusal endoscópica (ESS), só para usar um exemplo apresentado no capítulo 3, com o valor de R$9.761,55 . Esse é o custo pleno. E o preço final, a menos dos impostos, se fará adicionando a margem de lucro.

Mostra-se agora, o conceito de Markup, que é um cálculo utilizado para garantir que o preço final do serviço irá cobrir todos os gastos fixos e variáveis, além de garantir uma margem de lucro adequada.

A fórmula a ser utilizada é a seguinte:

- Markup = 100/100 – (CF + CV + ML).

Onde: 100 representa o preço unitário total de venda em percentual
CV: custos variáveis
CF: custos fixos
ML: Margem de lucro

---

1 A desnatação envolve a fixação de um preço relativamente alto, muitas vezes no início da vida do produto. O preço é então sistematicamente reduzido à medida que o tempo passa. Produtos tecnológicos são muitas vezes precificados dessa forma. Essa estratégia se aplica principalmente quando o produto é inovador e os consumidores estão em dúvida quanto a seu real valor. A desnatação pode estabelecer um fluxo de retornos precoces para cobrir os investimentos em Pesquisa & Desenvolvimento, e os custos de dar partida ao produto. Também assume a existência de uma forte demanda inelástica para o produto. Com os custos de investimentos recuperados, a situação passa a ser de concorrência normal de preços. E sempre é mais fácil baixar um preço do que aumentá-lo.

Seja um exemplo de uma Clínica onde os custos variáveis e fixos sejam de 10 mil cada um, e a margem de lucro é de 30%.

Preenchendo a fórmula tem-se: 100/(100 – (10+10+30), ou 100/100 – (50) ou 100/50=2,0

Então, o Markup = 2,0.

Supondo que o custo do atendimento dessa mesma Clínica seja de R$100. Então, o preço do serviço será obtido multiplicando pelo markup. Isto é: R$100 * 2,0 = 200. Assim, o valor do serviço a ser praticado será de R$200.

Markup é, pois, um índice aplicado sobre o custo de um serviço para a formação do preço de venda. Esse índice é tal que cobre os impostos e taxas aplicadas sobre as vendas, as despesas administrativas fixas, as despesas de vendas fixas, os custos indiretos fixos de fabricação, e o lucro.

Considere-se, para exemplificar, o valor do custo unitário final do procedimento de cirurgia sinusal endoscópica (ESS), apresentada no capítulo 3, com o valor de R$9.761,55. Em seguida será calculado o preço unitário de vendas.

Seja a fórmula Pv = Cu + Imposto + Lucro onde,
Pv = preço unitário de vendas;
Cu = custo unitário;
Imposto = x% de Pv
Lucro = y% de Pv; então,
Pv = Cu + x%Pv + y%Pv então,
Pv - (x % Pv + y %Pv) = Cu ou,
Pv [1 - (x% + y%)] = Cu ou,

$$Pv = \frac{Cu}{[1 - (x\% + y\%)]}$$

Supondo que os impostos representem 27% do preço de venda e que a lucratividade desejada é de 15% do preço de venda e aplicando-se a fórmula obtida, tem-se:

Mark-up pode também ser dado pelas fórmulas:

Markup divisor =	[1 - (x % + y %)]

				1
Markup multiplicador		=	———	
			[1 - (x % + y %)]	

No exemplo anterior, usando o Markup divisor, tem-se:

Markup divisor =	[1 - (x % + y %)]
Markup divisor =	[1 - (0,27 + 0,15)] = 0,58

e usando o Markup multiplicador:

Markup multiplicador =	1 / 0,58 = 1,724137

Então: 9.761,55 / 0,58 = 16.830,25 (usando o Mark-up divisor), para se chegar ao preço unitário de vendas, ou
9.761,55 * 1,724137 = 16.830,25 (usando o Mark-up multiplicador)

Com o custo determinado e acrescentando os impostos e a margem de lucro (que é aquela que o empresário julga adequado para se manter no negócio) chegar-se-á ao preço de final do serviço. As forças do mercado podem determinar a fixação de outro nível de preço, mormente na área de cuidados de saúde onde emergem, entre outros, pacientes, prestadores de serviços e pagadores. As negociações seriam mais saudáveis e frutíferas caso os prestadores de serviços estivessem de posse de técnicas de cálculos de custos e de preços mais precisos. Uma vez conhecido o preço de venda negociado e subtraindo a margem de lucro justa, esse valor não pode ser menor que os custos calculados. A determinação precisa de custos, e conhecê-la, é, pois, um imperativo no mercado.

6.3 Considerações à luz da ciência econômica sobre Precificação em Cuidados de Saúde

Os economistas argumentam que, nos estudos de custos, a definição econômica dos custos, e não a definição contábil (ou financeira) deve ser usada. Além disso, os economistas afirmam que o custo real, para a sociedade, dos recursos utilizados pelos pacientes são seus custos de oportunidade[2], os benefícios que poderiam ter sido obtidos a partir do próximo melhor uso dos recursos. Em um mercado perfeito, os preços são boas estimativas de custos de oportunidade, em parte porque o mercado perfeito está em equilíbrio, e as empresas são seguidoras de preços. Portanto, os preços de mercado podem ser usados como estimativas razoavelmente boas dos custos de oportunidade, a menos que exista uma razão específica para se desviar dessa abordagem. No entanto, no mercado real da saúde, os preços dos serviços relevantes podem não existir e/ou podem não refletir o valor societário dos recursos (BRENT 2003, DRUMMOND 2005).

Os cuidados de saúde e o mercado de seguros de saúde são fortemente regulamentados e, por isso, podem não ser competitivos, e, além disso, as falhas nesses mercados podem distorcer ainda mais os preços. Vários submercados podem ser oligopolistas ou monopolistas, onde as empresas (prestadoras de serviços) não são seguidoras de preços, tornando o preço de mercado uma estimativa imprecisa do custo de oportunidade. Além disso, os preços podem ser subsidiados e o pagamento de terceiros pode ser a forma dominante de pagamento pelos serviços. Ainda, a cobertura do seguro pode ser parcial e a taxa de reembolso pode variar consideravelmente de serviço para serviço o que causa distorção adicional nos preços. Como resultado, os preços de mercado podem ou não, ser uma boa aproximação dos custos de oportunidade. Usando preços de mercado não ajustados pode alterar substancialmente os resultados. Evitando esse tipo de viés, os preços de mercado, apenas após um ajuste apropriado, devem ser usados como uma aproximação razoável dos custos de oportunidade (BRENT 2003, DRUMMOND 2005).

As taxas de reembolso para os prestadores públicos podem refletir ou depender de vários fatores como mecanismos de pagamento do provedor, características do mercado, práticas contábeis, etc. Portanto, as taxas podem não ser uma boa aproximação para os custos de oportunidade. Além disso, as tarifas estabelecidas pelos provedores privados podem não ser relevantes para os provedores públicos, devido às diferenças de preços, por exemplo, incluindo lucros, salários de administração mais elevados, etc. (BROUWER, 2001).

Os preços geralmente envolvem um retorno justo sobre o investimento e sobre a compensação de risco, mas às vezes, a margem de lucro é excessiva. Nesse caso,

2 Custo de oportunidade representa o valor associado à melhor alternativa não escolhida. Ao se tomar determinada escolha, deixa-se de lado as demais possibilidades, pois são excludentes, (escolher uma é recusar outras).

os preços não são estimativas razoáveis dos custos de oportunidade para a sociedade. (YOUNG 2003).

Existem vários casos em que o provedor oferece serviços para os setores público e privado. No entanto, os prestadores podem exercer discriminação de preços, o que significa que o preço do mesmo serviço no setor público pode ser significativamente diferente dos preços no setor privado. Nesse caso, o preço mais baixo (geralmente o preço do setor público) corresponde aos custos reais, assumindo que não há subvenção cruzada e nenhuma prática de preços de predadores (DRANOVE, 1996).

Outro método de ajuste de preço é o preço recomendado, que é usado no Canadá, Austrália e Holanda na avaliação econômica de tecnologias da saúde (DRUMMOND, 2005).

O método do preço sombra[3] pode ser usado nos casos em que os preços de mercado precisam ser ajustados por qualquer razão (ex. os preços do mercado não refletem a marginalidade social dos valores dos bens ou serviços no mercado competitivo, por exemplo, em um situação de monopólio ou externalidades positivas), e/ou não existe preço de mercado (SLATHUUS, 2000).

Uma vez que os cuidados de saúde são relativamente intensivos em recursos humanos, uma parte substancial das diferenças de custos pode ser relativa a diferenças nos salários. Contudo, custos de recursos humanos (salários e benefícios marginais) podem ser o resultado de políticas de negociação e desmantelamento de recursos humanos. Consequentemente, os salários podem não refletir os custos de oportunidade (WHITEHOUSE, 1997).

Além disso, em vários países anteriormente socialistas, salários muito baixos no sistema público de cuidados de saúde são acompanhados por uma prática generalizada de pagamento informal, que pode não ser levado em consideração em um estudo de cálculo de custos (GAAL 2005).

Sem usar preços sombra para corrigir as distorções do mercado, estimativas de custos poderiam ser significativamente tendenciosas. A decisão de usar ou não os preços sombra na avaliação depende da finalidade do exercício do cálculo de custos. Infelizmente, as diretrizes econômicas dos cuidados de saúde atual fornecem pequenos detalhes sobre como o método do preço sombra deveria ser usado na prática. Consequentemente, apenas alguns estudos foram mais longe na aplicação desse método (ADAM 2003).

---

3 De uma perspectiva econômica, o preço sombra reflete o valor dos recursos ou bens que não são explicitamente precificados no mercado.

É importante, contudo, ter em mente que os preços sombra são usados apenas para análise econômica (avaliação), e o orçamento atual deve ser elaborado usando preços de mercado (GREEN 1999).

Os preços de aquisição podem ser encontrados em contratos recentes e em registros de suprimentos de doador. Em outros casos, as estimativas dos concessionários locais também podem ser uma fonte útil de informação (CREESE 1994).

Conclusão

Os gerentes reclamam que usam o custo para tomada de decisões em ações como preço, lucratividade do produto ou de terceirização. Assim, nem sempre as companhias podem precificar um produto com base no custo (custo mais lucro). Cada vez mais o preço é fixado pelo que o cliente deseja pagar (custo baseado em valor), estando subordinado, todavia, ao que o mercado estabelece, ou seja, o cliente deseja pagar o preço definido pelas leis do mercado desde que seja igual ou inferior ao preço baseado no valor criado. Na questão da saúde o modelo de Remuneração adotado pelo prestador e provedor se comporta como o valor definido pelo mercado. Isso, contudo, não exime que o prestador conheça o valor do custo com adequada precisão.

O capítulo desenvolve estratégias gerais de precificação dos serviços hospitalares na determinação do preço através dos custos plenos. Mostra também a aplicação da taxa de Markup na área de saúde.

O texto, ainda, mostra que os preços na área hospitalar são determinados através de tabelas de preços. Considerando que a margem de lucro é aquele percentual do preço para qual o empreendedor estará disposto a investir no negócio, e o preço menos margem desejada é então comparada com os custos obtidos com a melhor metodologia de custos existente. O Hospital e demais instituições de cuidados de saúde estarão, assim, em condições de seguir trajetória saudável em seus negócios.

O capítulo analisa, ainda, a questão da precificação dos serviços de saúde à luz da ciência econômica.

Questões para Análise e Discussão

1. O valor dos procedimentos hospitalares definidos através de um determinado Modelo de Remuneração não tem nada a ver com o Custo daquele Serviço.
   Sim (.) Não (...) Por que?

2. Comente: Remuneração do prestador a partir do custo, ou Remuneração baseado em listas de preços de procedimentos?

3. Cite alguns problemas das técnicas de contabilidade tradicional que obstaculizam a obtenção de um resultado de custo adequado?

4. Calcule o preço de um procedimento hospitalar cujo custo unitário é de R$2.345,00 e os impostos representam 27% do preço, e o lucro desejado é de 20%.

Referências Bibliográficas

ADAM, T., KOOPMANSCHAP, M. A.; EVANS, D. B. Cost-effectiveness analysis: Can we reduce variability in costing methods? Int J Technol Assess Health Care, Spring; 19(2):407-20, 2003.

BICHUETTI, J.; MERE Y. Modelos de remuneração na saúde. Harvard Business Review. Disponível em http://hbrbr.uol.com.br/modelos-de-remuneracao-na-saude. Acesso em 22 dezembro 2017.

BRENT R. J. *Cost-benefit analysis in health care evaluation.* Edward Elgar, Cheltenham UK, 2003.

BROUWER, W., RUTTEN, F., KOOPMANSCHAP, *M. Costing in economic evaluations. In Drummond.* M, McGuire A (eds) Economic evaluation in health care. Merging theory with practice. Oxford University Press. pp: 68-93, 2001.

CHERCHIGLIA, M. Remuneração do trabalho médico: um estudo sobre seus sistemas e formas em hospitais gerais de Belo Horizonte. Cadernos de Saúde Pública. Disponível em http://dx.doi.org/10.1590/S0102-311X1994000100008. Acesso em 23 dezembro 2017.

CREESE A, PARKER D. Cost analysis in primary health care. A training manual for programme managers. World Health Organisation, Geneva, 1994.

DRANOVE, D. *Measuring costs. In Sloan F (ed) Valuing health care. Costs, benefits and effectiveness of pharmaceuticals and other medical technologies.* Cambridge University Press. pp: 61-75, 1996.

DRUMMOND M.; SCULPHER, M.; TORRANCE, G.; O'BRIEN, B.; STODDART, G. *Methods for the economic evaluation of health care programmes.* Third edition. Oxford University Publication, 2005.

GREEN, A. *Cost and Costing.* In: Introduction to health planning in developing countries. Second edition. Oxford University Press. pp 188-212, 1999.

HARMAN R. L.; PETERSON, L. D. *Reinventing the Factory: Productivity Breakthroughs in Manufacturing Today.* New York: The Free Press, 1990.

POMPEU, J. A situação contratual da rede hospitalar privada vinculada ao SUS: alguns elementos para reflexão. Disponível em https://www.arca.fiocruz.br/bitstream/icict/5461/2/961.pdf. Acesso em 23 dezembro de 2016.

RIBEIRO, A. Revisão do modelo de remuneração hospitalar pelas fontes pagadoras privadas. Britcham Brasil. Disponível em http://www.britcham.com.br/download/090312_ary_ribeiro_ANAHP.pdf. Acesso 23 dezembro 2017.

SLOTHUUS, U. An evaluation of selected literature on the measurement of costs in health economic evaluation. *Health Economics Papers 3.* University of Southern Denmark. Odense, DK, 2000.

SIRUR, A. J. N., PILLAI, R. K. Pricing of hospital services: evidence from a thematic review. Health Economics, Policy and Law, 19, 234–252, 2024.

WHITEHOUSE P.J. Pharmacoeconomics of dementia. Alzheimer's Disease and Associated Disorders; 1 (5): s22-s33, 1997.

YOUNG D. W. *Management accounting in health care organisation.* Jossey-Bass. A Wiley Company. USA, 2003.

Índice Remissivo

R

S

T

U

V

ANOTAÇÕES

Impressão e acabamento
Gráfica da Editora Ciência Moderna Ltda.
Tel: (21) 2201-6662